薬学史入門

日本薬史学会　編

薬事日報社

序　文

　本書は，日本薬史学会が編集した書籍として，2016 (平成28) 年3月に発刊された『薬学史事典』に次いで3冊目となる．1954 (昭和29) 年の創立から間もなく70周年を迎える本学会にとって，次世代の薬業界を担う人材のためのテキストを発刊できたことは，誠に喜ばしい限りである．

　2005 (平成17) 年4月，本学会では「薬学における薬史学教育に関するアンケート調査」を実施しているが，薬史学を教科目として開講している大学が4校 (東京理科大学，東邦大学，岐阜薬科大学，熊本大学) あるなど，当時の大学における状況が明らかとなった．さらに，本アンケート結果に基づき，薬史学教育の目的として，以下の5項目を挙げている．

①薬学・薬剤師の果たして来た役割の時代的変遷を理解し，誇りを持ってもらう．

②薬学・薬剤師の歴史的歩みの中で，我が国の特徴と諸外国の特質を知る．

③優れた先人を見つめ，その人物から，薬の心，生き方，倫理観，業績の足取りを学び，薬学・薬剤師を志す者への生き方の指針を付与する．

④優れた医薬品の開発の過程を学び取り，今後の新薬の発見への意欲と示唆を与える．

⑤各薬科大学/薬学部の建学の精神と薬史学的側面を結び見つめることにより，独自の校風を深め，多様性に富んだ個性豊かな人物を育成することの実現に付与する．

　2017 (平成29) 年に行った第2回目のアンケート結果では，有効回答のうち8割以上の大学が初学年において薬史学教育を行っていることが報告された．複数の学年を回答した大学や4年次の実務実習事前学習に取り入れている大学もあり，多くの大学が薬学史の入門書の必要性を感じていることが明らかとなった．

　以上のような背景から，2019 (平成31) 年4月の総会において教科書作成実行委員会の設置が承認され，同年 (令和元) 10月26日に岐阜で開催された日本薬史学会 (年会長：森田宏) では「シンポジウム薬史学教科書」が企画され，積極的な意見が交わされた．

　薬学生として，また薬学の世界で活躍されようとする皆さんには，本書から様々な歴史との出逢いを経験していただきたい．過去の教訓を今後に活かしていく．歴史を学ぶ意義は，その一言に尽きるであろう．

　COVID-19による混乱のなか，25名の執筆者に執筆を依頼することとなったが，無事に刊行できたことは望外の喜びである．その間，多くの関係者からいただいた暖かい励ましの言葉に対し，心よりお礼申し上げたい．最後に，2019 (令和元) 年12月に逝去された第5代会長山川浩司先生に長年の願いが実現したことをご報告し，本書を捧げたいと思う．

2022年11月

日本薬史学会 会長

森本　和滋

1

発刊にあたって

　2002（平成14）年，薬学生が到達すべき目標を掲げた「薬学教育モデル・コアカリキュラム」が公表された．これはわが国の薬学教育における初の全大学共通の教育基準である．2006（平成18）年からは臨床を重視する薬学教育6年制が始まり，その後，薬学や医療の進歩に応じてカリキュラムが見直されている．

　2013（平成25）年の改訂においては，初めて「薬学の歴史と未来」などの項目が導入された．このことは，薬学生たちが，わが国や世界において薬学が人類に果してきた様々な貢献について，それらの過去の実例（歩み）を修得し，教養ある医療人となることを目的としたものだと言えるであろう．

　2017（平成29）年3月，東北大学で開催された第137回日本薬学会年会の薬史学教員会議において，日本薬史学会は，全国の薬科大学・薬学部に対して実施した薬史学の講義状況に関するアンケート調査の集計結果を報告している．詳細は本書（p.17）で述べられているが，薬学史を教えるテキストが存在しないことが，薬科大学・薬学部において歴史教育が普及しない一因として考えられた．

　なお，薬学の歴史を取り扱う書籍として，2016（平成28）年3月に，国内外の薬学史および医療史について解説した『薬学史事典』（日本薬史学会編）が発行されているが，その内容は多岐にわたり，約900頁にも及ぶ百科事典的な書籍である．そのため，本学会は2018（平成30）年3月に「薬史学教科書作成委員会」を立ち上げ，入学初期の薬学生を対象とした入門書的なテキストを作成することとした．その翌年，委員会名を「教科書作成実行委員会」と変更し，実現に向けた作業が続けられた．モデル・コアカリキュラムの動向を注視しながら幾度も編集会議を重ね，薬学生が学ぶべき歴史について内容の検討を進めてきた．

　この度，ようやく本書を発行できる運びとなったが，ここに至るまでは，作成委員や執筆者をはじめ，多くの方々のご尽力をいただいた．この場を借りて，関係各位に厚く感謝申し上げる．本書が全国の薬系大学での教材として，あるいは製薬企業の教育担当者や一般の図書館などにおいても所蔵され，薬学史教育の一助となることを切に願う次第である．

2022年11月

日本薬史学会教科書作成実行委員長

小清水　敏昌

目　次

序章　薬学を過去から学ぶ　　9

第1章　通　史　　21

第5章　薬事制度の歴史　107

執筆者一覧

赤木佳寿子　日本薬史学会評議員，一橋大学大学院社会学研究科特別研究員
伊藤美千穂　国立医薬品食品衛生研究所・生薬部部長，
　　　　　　大阪大学大学院薬学研究科・招へい教授
稲垣　裕美　日本薬史学会評議員，内藤記念くすり博物館学芸員
奥田　　潤　日本薬史学会名誉会員，名城大学名誉教授
折原　　裕　日本薬史学会監事，東京大学大学院薬学系研究科附属薬用植物園
河村　典久　日本薬史学会常任理事，日本薬史学会・中部支部長，中京大学先端共同研究
　　　　　　機構・人工知能高等研究所特任研究員，金城学院大学薬学部・客員研究員
小清水敏昌　日本薬史学会理事，順天堂大学医学部医史学研究室研究生
齋藤　充生　日本薬史学会常任理事，NPO法人ヘルスヴィジランス研究会理事，
　　　　　　（一財）日本医薬情報センター技術顧問
三田　智文　日本薬史学会理事，東京大学大学院薬学系研究科・特任教授
清水　真知　日本薬史学会評議員，平安堂薬局（株式会社平安堂）
鈴木　達彦　日本薬史学会理事，帝京平成大学薬学部准教授
孫　　一善　日本薬史学会評議員，前東京大学大学院薬学系研究科特別研究員
辰野　美紀　日本薬史学会理事，順天堂大学医学部医史学研究室研究生
西川　　隆　日本薬史学会名誉会員，元東京薬科大学理事
野尻佳与子　日本薬史学会評議員，内藤記念くすり博物館元学芸員
日野　寛明　有限会社　日野薬局　代表取締役，一般社団法人長野県薬剤師会会長
武立　啓子　日本薬史学会評議員，元昭和薬科大学教授
牧野　利明　日本薬史学会評議員，名古屋市立大学大学院薬学研究科生薬学分野教授
益山　光一　東京薬科大学薬学部教授
三澤　美和　日本薬史学会名誉会員，星薬科大学名誉教授
宮崎　生子　日本薬史学会常任理事，昭和薬科大学社会薬学研究室教授
宮本　法子　日本薬史学会理事，東京薬科大学薬学部客員教授
森田　　宏　日本薬史学会理事，内藤記念くすり博物館館長
森本　和滋　日本薬史学会会長，国立医薬品食品衛生研究所・生物薬品部・客員研究員，
　　　　　　長崎大学国際保健医療福祉研究分野（原研国際）客員教授
安士昌一郎　日本薬史学会評議員，法政大学イノベーション・マネジメント研究センター
　　　　　　客員研究員，立教大学経済学部助教

（50音順，2022年9月30日現在）

日本薬史学会　教科書作成実行委員会
　　　　　　委員長　小清水敏昌
　　　　　　委　員　鈴木達彦　武立啓子　宮本法子
　　　編集アドバイザー　西川　隆　齋藤充生

序章

薬学を過去から学ぶ

序章では，歴史を学ぶ意義について考えてみたい．これから薬学を学ぶ皆さんは，進級するにしたがい高度な専門知識を持つことになる．一方で，社会で生きるためには，医療人としてのみならず，人として成熟することが求められる．歴史を通して特有な出来事や人物について知ることは，文化的な素養を高めることにつながり，それにより得た「知識」は，将来，薬の世界で活躍する皆さんの人生をより豊かにしてくれるであろう．

❶ 薬学史とは

(1) 歴史を学ぶこと

最初に，「歴史」とは何かを考えてみよう．『オックスフォード現代英英辞典 (OXFORD Advanced Learner's Dictionary)』(2020) を参照すると，「歴史」は "ある特定の課題の発達につながる過去の出来事や事件 (the past events connected with development of a particular subject)" と解説されている．つまり，歴史とは，過去に起こった出来事の過程を学ぶことで，人や社会とのコミュニケーションに役立つ「知識」だと言うことができる．

では，「歴史を学ぶ」ことの意義は何だろうか？　先人たちの言葉を借りて考えてみよう．12世紀ルネサンスのフランス，プラトン研究の中心人物であったベルナール・シャルトル (ラテン語：Bernardus Carnotensis) は，「巨人の肩に乗っているから，遠くを見ることができる」という言葉を遺している．つまり，過去の偉人や賢人たちが遺した文化的遺産や研究成果などを巨人にたとえ，その力を借りることの大きな意義を唱えているのである．また，1871年にドイツ帝国の初代宰相となったビスマルク (Otto von Bismarck) は，「賢者は歴史に学び，愚者は体験に従う」という有名な言葉を残している．わが国でも，元経済企画庁長官で作家の堺屋太一 (1935〜2019年) が，「歴史は楽しい．歴史は役に立つ．歴史は未来をいましめる．だから，歴史は『使える』．歴史は教養であるとともに，実学でもある」と述べている．すなわち，彼らは過去のある出来事がどうして起こったのか，それらの出来事がどのように展開し，どのように終わったのかを見つめる過程で，良かったこと，悪かったことを学ぶことが重要だと述べているのである．自身に似たような問題が生じた場合には，関係する歴史を辿ることで，解決のヒントが得られるかもしれない．それこそが，歴史を学ぶことの意義だと言えるだろう．

(2) 薬学史を学ぶ意味

　次に，薬の歴史を簡単に眺めてみたい．古代から人類は病気に苦しめられてきた．古代エジプトでは，肺病，熱病，高熱病，悪性熱病などの伝染性熱病が広く存在していたことが旧約聖書に記されている．わが国でも，弥生時代（紀元前300年〜紀元300年）の遺跡から，当時の人々が脊椎カリエスの症状を有していたことが確認されている．これらの病気を克服するために，古来より人類は草根木皮を薬として用いてきた．紀元前1500年頃には，すでに植物が薬として使用されていたことが知られている．

　やがて中国では，それが体系化し生薬を組み合わせた漢方薬へと発展していった．ヨーロッパでは，1世紀頃，ローマの軍医でギリシャ人のディオスコリデスが約900種の薬用植物を分類して『薬物誌』（Materia Medica）に集大成し，その後15世紀もの間，西欧における薬の指針となった．2世紀頃にはギリシャのガレノスが初めて処方を実施して製剤を作った．近代においても，わが国を含め，様々な抗生物質が開発されたことで，乳幼児の死亡率が激減した．

　薬の歴史は感染症との闘いの歴史でもある．2019年に中国の武漢で流行が始まった新型コロナウイルス感染症（COVID-19）は，瞬く間に全世界に広まった．2000年前後に世界で発生したアウトブレイクを眺めてみても，わが国ではE.coli O157（腸管出血性大腸菌）が，英国ではBSE（Bovine Spongiform Encephalopathy：牛海綿状脳症）が，米国ではWest Nile fever（ウエストナイル熱）が流行している（**図1**）．それらの感染症が発生する遥か以前から，人類は様々な感染症に立ち向かい，克服するために薬やワクチンを開発してきたのである．

　上記は薬の歴史の入り口にしか過ぎないが，以降の章では，様々な歴史上の出来事や人物が紹介されている．過去の事実に無知では，現在の仕事を手探りで進めざるを得ず，同

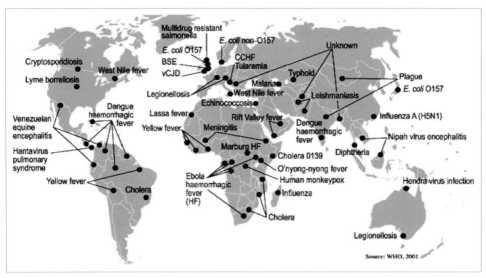

図1　WHOの認知したアウトブレイク（1998〜2003年）

じ失敗を繰り返すことになる．歴史を知り，過去，現在，未来の3つの道を重ね合わせること，それによって薬剤師・薬業人としての使命感と責任感が醸成される．それこそが薬学史を学ぶことの意味であり，将来，薬学の世界で活躍しようとする皆さんに歴史を学んでいただきたい理由である．

　歴史を学ぶうえでは，医療人としてのみならず，人としての倫理を学ぶことも重要である．2021（令和3）年4月現在，世界には約850の薬学系の大学が存在している．わが国でも薬系77大学・79学部が設置されているが，各大学の建学の精神及び教育理念には「偽らず，欺かず，諂わず」「自由にして清新」「われら真理の扉をひらかむ」（創立者の言葉），「慈悲の心を持ち」「他者のために学び生きる」（仏教やキリスト教の言葉），「愛学 躬 行」「平和」や「和」「人を思いやり，人のために尽くす」（海外教師の言葉）など，倫理教育への熱意がちりばめられている（表1）．

(3) 薬学を過去から学ぶ研究の実例

　薬学の歴史を学んでも，実社会では役に立たないと考える人もいるかもしれない．ここでは，米国と日本の2人の薬学者を紹介することで，薬学を過去から学ぶ意義について考えてみたい．

1) フランシス・ケルシー博士から教えられるもの

　フランシス・ケルシー（Frances O. Kelsey）博士は，米国FDA（Food and Drug Administration；食品医薬品局）の審査官としてサリドマイド（thalidomide）の安全性に疑念を抱き，その薬害を最小限に防いだ人物として知られている（写真1）．

　1937年，米国でジエチレングリコール（diethylene glycol：DEG）を溶媒として調合された医薬品「エリキシール・スルファニルアミド」を服用した市民100人以上が死亡する集団中毒事件が発生した．当時ケルシーが在籍していたシカゴ大学大学院にFDAから依頼が届き，彼女を含む大学院生全員がその原因究明に駆り出された．ラットによるDEGの毒性試験を実施した結果，DEG投与群では，尿が赤くなり，尿量も減少し，最後には尿が停止，急性腎臓障害により死亡した．安全性が確認されることなく開発された医薬品の怖さを目の当たりにしたケルシーは，この経験を23年後のサリドマイドの審査に活かすことになる．

　睡眠薬として西ドイツ（当時）で開発されたサリドマイドは，ヨーロッパを中

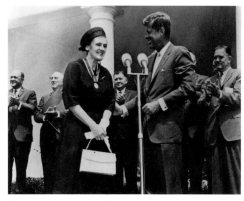

写真1　ケネディ大統領からDistinguished Federal Civilian Service賞を授与されるケルシー博士

表1　学び舎の建学の精神と教育理念

建学の精神・教育理念	大学
尚志（志を高くする，志を喜ぶの意味）	北海道薬科大学
自立協同	徳島文理大学
独立と融和	昭和薬科大学
進取の精神	長崎大学
柔（やさ）しく剛（つよ）く	安田女子大学
自由にして清新（創立者中川小十郎の言葉）	立命館大学
自然・生命・人間	東邦大学
強く，正しく，明朗に	岐阜薬科大学
真理愛好，個性尊重	神戸学院大学
実学教育と人格の陶冶	近畿大学
偽らず，欺かず，諂（へつら）わず（創立者　水田三喜男の言葉）	城西大学
自由で平和な一つの大学	広島大学
われら真理の扉をひらかむ（創立者　高柳義一の言葉）	東北薬科大学
高度な学識，豊かな人間性	神戸薬科大学
個性の伸展による人生錬磨	第一薬科大学
主を畏れることは知恵の初め（聖書の言葉）	金城学院大学
努力をすべての基とし偏見を排し	帝京大学
医療人たる前に，誠の人間たれ	岩手医科大学
世界に奉仕する人材育成の揺籃である（創立者　星一の言葉）	星薬科大学
人間性豊かで実力ある薬剤師の養成	名城大学
「共に生きる社会」の実現を目指して	国際医療福祉大学
品格と協調，熱意と実意，知識と実力	大阪大谷大学
愛学躬行（Philosophia et Praktikos）（ドイツ人教師・ルドルフ・レーマンの教え）	京都薬科大学
仏教精神を根幹として……慈悲の心を持ち，（仏教）	武蔵野大学
和の精神のもと，世界に貢献する人を育成する	いわき明星大学
想像力豊かな逞しい，人間愛にあふれた人材を養成する	帝京平成大学
自らのためだけでなく，他者のために学び生きる（キリスト教の精神）	同志社女子大学
自然を愛し，生命を尊び，真理を究める人間の形成	北陸大学
ソフィア（純粋知）とフロネシス（実践知）を兼備えた人材を育成	明治薬科大学
花咲け，薬学・生命科学（Flore Pharmacia!　Flore Scientia vitae!）	東京薬科大学
感性豊かな，潤いのある心，人を思いやり，人のために尽くす精神	武庫川女子大学

出典：森本和滋．使命感と責任感の醸成の視点からみた新制薬系大学における薬学倫理教育の歩みとこれから．薬史学雑誌．2012；**47**（1）：31-43．

心に広く使われていたが，服用した妊婦から生まれた子供に胎芽症（phocomelia）が生じたため，世界的に大問題となった．当時，FDAに着任したばかりのケルシーに割り当てられたのがサリドマイドの審査である．ケルシーらが審査を進めた結果，「慢性毒性データが不完全，本薬を長期間使用する場合の安全性データが存在しないため評価ができない」という意見を提出した．さらに，製薬会社が提出したサリドマイドの動物実験データに疑問が生じたため申請を却下した．その後，ヨーロッパでそれまでほとんど見られなかった新しいタイプの新生児の奇形発生のニュースが相次いだが，米国の妊婦たちはその悲劇から救われたのである．当時のケネディ大統領は国民の生命を守ったとして，ケルシー博士に勲章を与えている．

　なお，近年になってサリドマイドは多発性骨髄腫などの治療薬として再評価されている．一方，DEGの医薬品関連の汚染による死亡事故は，それ以降も，1985年スペイン，1990年ナイジェリア，1990～92年バングラデシュ，1992年アルゼンチンと続いた．1995年11月～1996年5月には，ハイチでアセトアミノフェン風邪薬の咳止めシロップを飲んだ85名の幼い生命が奪われた．中国から欧州の複数の仲介業者を経てハイチに輸入されたグリセリン中に24% DEGが混入していたことが原因だった．

　過去の教訓が活かされず，何度も繰り返される悲劇．それが人間の愚かさだろうか．

2）石館守三博士のプロミン合成法を探る

　石館守三（**写真2**）は，ハンセン病の治療薬であるプロミンの合成に成功し，多くのハンセン病患者を救った人物である．また，第19代日本薬剤師会会長として，医薬分業の実現に大きな貢献を果たしたことでも知られている．

　石館は1901（明治34）年1月24日，青森市で薬種問屋の三男として生まれた．17歳のとき，家業の手伝いのため青森の松丘保養園に行ったところ，偶々ハンセン病患者に遭遇する．この衝撃の出来事は，若き石館に，薬学への志とハンセン病の治療薬を開発する決意を呼び起こさせた．

　その後，弱冠42歳で東京帝国大学の教授となっていた石館に大きな転機が訪れる．1941（昭和16）年の初め，米国ルイジアナ州カービル（Carville）にあるUS Marine Hospital（the National Hansen's Disease Center）で，ガイ・ファジェット（Guy Faget）医師らがハンセン病患者に対する新薬「プロミン」の治験を開始，その結果を1943年11月26日のPublic Health Reports 57巻に発表した．この試験は，ハンセン病療養所で行われたなかで最も希望のもてる治験と見なされた．

　第二次世界大戦の混乱期のなか，このニュースを入手した石館は，日本で「プロミン」の合成を進めることを決断する．1946（昭和21）年4月，石館らは「石館プロミン」の合成に成功し，直ちに東京の多磨全生園で治験を実施した．石館の献身的な挑戦によって，ハンセン病は成功裏に治療されるようになったのである．

　のちに石館は，日本薬剤師会長に70歳で就任し，81歳で退任す

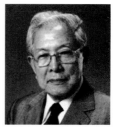

写真2　石館守三

るまで，わが国における医薬分業の道を開いた「分業の生みの親」とも言える功績を残した．

　上記以外にも，薬学の歴史には面白い出来事や人物が登場する．それらの出来事から過去の事実を学び，その面白さを感じることで，薬学を学ぶことの大切さを知ることができるだろう．その他の歴史と同様に，薬学・薬業の世界もその発展途上に多くの矛盾を含んでいる．それらの問題を解決するためには，薬学・薬業の歴史を探り，批判・整理することが必要となる．これらの様々な知識を保有しながら，さらに薬学を学ぶことによって，次世代を担う幅広い教養と知識を持つ薬剤師・薬業人になることを願って止まない．

（森本和滋）

医療分野の歴史を研究する学会―日本薬史学会

　薬史学とは，薬学・薬業の歴史のみならず，それに関連するあらゆる領域の歴史を幅広く探究する学問である．その歴史の視野には，薬学とそれに関わる医学・歯学・看護学・獣医学などの諸分野，医療による病の癒しと，その社会・文化との関わり，薬史における先人たちの事跡，自然科学・生物学の一部としての側面などが含まれる．さらに，日本の伝統医療である漢方医学の歴史も重要なテーマである．

　1954（昭和29）年，わが国唯一の薬史学を研究する学会として，日本薬史学会（Japanese Society for the History of Pharmacy）が創立された．2024年には70周年を迎える．毎年12月には，その他の医療分野で歴史を研究する学会である日本医史学会，日本獣医史学会，日本歯科医史学会，日本看護歴史学会，洋学史学会とともに，六史学会合同発表会が順天堂大学医学部講堂で開催されている．

❷ 薬学教育に薬学史がなぜ必要か

(1)「薬学」とはどのような学問か

　薬学教育における「薬学」とはどのような学問だろう．『広辞苑 第7版』（岩波書店，2018年）によると，「薬学」とは「薬物の性質，作用，製造，分析およびその応用について研究する学問．薬化学・薬品分析学・薬品製造学・生薬学・薬理学・衛生薬学・裁判化学などの分野がある」とされている．**表2**では，「薬学」は自然科学の中の「医学」に属している．一方，「薬史学，薬学史」は人文科学の中の「歴史学」に含まれ，薬学に関する歴史研究となる．

　2006（平成18）年から6年制薬学教育が始まり，従来の自然科学系薬学は「基礎薬学」と呼ばれるようになった（**図2**）．その後，患者に関する「臨床薬学」が必要と考えられるようになり，「人文社会薬学」が加わって，薬剤師によるヒトに対する"思いやりの心"を持つ新しい薬学の概念が提唱されている．**図2**には「文化芸術」が示されているが，音楽学を例として言えば，作曲家，演奏家，歌手の心が音楽を通じて患者に伝わり，薬物治療と

表2 学問のしくみ

1) 自然科学 (Natural Science)	2) 人文科学 (Human Science)
物理学 生物学 化学 数学 医学 (歯学, 薬学, 看護学) 工学 地理学	哲学 (薬学哲学) 倫理学 (薬剤師行動規範) 歴史学 (薬史学, 薬学史) 宗教学 (宗教薬学) 言語学 (薬学英語) 論理学 心理学 (精神分析学) 文化人類学 (神話学, 民俗学) 総合人間科学 (心の科学)
3) 社会科学 (Social Science)	4) 文化芸術 (Culture & Art)
社会学 (社会薬学) 政治学 法学 (薬事法, 薬剤師法, 医療法) 教育学 (薬学教育) 統計学 経済学 (医薬経済) 経営学 (薬局経営) コミュニケーション	文学 音楽学 美術学 映画学 写真学 建築学

出典：Valis Deux 著，吉村作治監修，学問のしくみ事典，日本実業出版社 (1996) を一部改変.

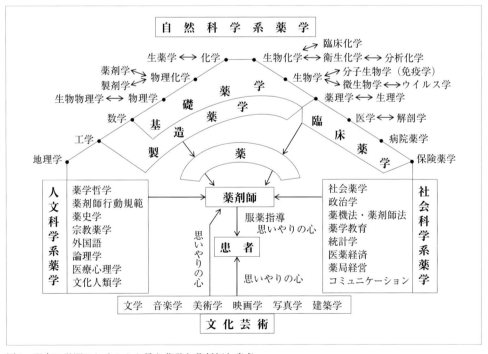

図2 現在の学問のしくみから見た薬学と薬剤師と患者
出典：奥田 潤，日本の薬学を哲学する，薬史学雑誌，2020；55 (1)，p.81を一部改変.

併せて，患者さんの心を癒すなどの効果があると考えられる．今後，「文化芸術」は「臨床薬学」とともに患者さんの心身の治療をするために重要な分野になるであろう．

(2) 薬学史を学ぶ目的

　皆さんが，薬学史を学ぶ目的は2つある．

　第1の目的は，「薬学人，薬剤師として人格を形成し，心のより所を築くため」である．

　たとえば，漢方薬の中のある生薬（麻黄）について尋ねられたとする．そのとき，その生薬の来歴，所在，構成成分，薬理などを学んでいればうまく答えられるし，自信につながるであろう．ちなみに，「麻黄」の成分エフェドリンは，日本の薬学者・長井長義によって1885（明治18）年に単離されたもので，日本の薬学人，薬剤師には身近な生薬の1つである．

　第2の目的は，「薬学史を通じて未来の薬学を考えるため」である．

　たとえば，最近，世界中で問題になっている新型コロナウイルス感染症についても，過去に類似の感染症が何度となく世界で発生している．しかし，人類は過去の経験から消毒薬をつくるなど，その時々に知恵を出し合って乗り越えてきた．

　明治時代に1つの学問体系として誕生した薬学を，当時の薬学生たちは来日した外国人教授から学び，日本の薬学とするために懸命に取り組んだ．その先達の歴史や医薬品開発の歴史などを学ぶ意義は決して小さくないはずである．

　一方で，薬学の歴史を学ぶことの面白さを知ることも大切である．本書の巻末に掲載されている「主な全国くすり博物館・資料館一覧」などを参考にして，友人たちと薬の博物館や史跡を訪問すれば，学生時代の楽しい思い出になるのではないだろうか．

「日本の薬学の父」長井長義（写真3）

　1845（弘化2）年徳島に生まれる．家業である医術の修得に努め，藩から推薦を受けて長崎での医術の研修に励む一方，写真術を学んだ．明治時代になって，大学東校へ入学後，第1回海外留学生として1872（明治5）年にベルリン大学のホフマン博士の下で研究を始める．丁字油からバニリンを単離し，バニリンの合成に成功，ドクトル・デア・フィロゾフィー（Doktor der Philosophie）学位（Ph.D.に相当）を取得した．

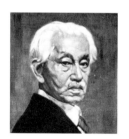

写真3　長井長義

　1884（明治17）年に日本へ帰国後，東京帝国大学医学部製薬学科教授となり，東京（後に日本）薬学会の会頭に就任，1929（昭和4）年に死去するまで42年間務めた．長井が発見したエフェドリンは，現在でも抗喘息薬として使われている．ドイツ女性シューマッハ・テレーゼと結婚し，日本の女性の教育にも尽力した．わが国の近代薬学に対する多大な功績から，「日本の薬学の父」と呼ばれている．

(3) 薬学史教育の現状

　わが国の薬科大学・薬学部において，薬学史教育がどれほど行われているかを知るために，日本薬史学会では，2005（平成17）年に当時の全薬学部62校に対し「薬史学教育についてのアンケート」を実施している．

　アンケートの結果によると，独自の薬史学教育を行っている薬学部はわずか4校のみであった．薬史学を開講していない主な理由として，①他の教科の一部で教えている，②カリキュラムが過密で薬学史は入らない，③「薬学概論」などで一部薬史学を教えている，④「薬史学」という名の教科書がない，⑤薬史学を教える意欲をもつ，力量のある教員が少ない，などが挙げられていた．このアンケートが実施されたのは約17年前であり，現在は多少改善されているかもしれないが，多くの薬学部では，薬学の歴史は6年間の在学中に学生が自ら学ぶことができるのではないかと考えているように思われる．

　2013（平成25）年に薬学教育モデル・コアカリキュラムが改訂され，「薬学の歴史を学ぶ」，「薬物療法の歴史を学ぶ」などのテーマが新たに取り入れられた．これは実験系の強い学問領域である薬学にとって画期的な改革だと言えるだろう．このことからも，薬学史は片手間に学べるような学問ではなく，必須の1科目として教えられるべきものだと考えられる．近い将来，薬学史がさらに重要視され，薬剤師国家試験の対象科目に含まれることを期待するとともに，薬学史教育が明確に取り上げられることを望みたい．

（奥田　潤）

❸ 歴史を通した薬剤師の社会的役割

　前節までは，主に薬学の歴史を学ぶことの大切さについて述べてきた．では，具体的に「歴史を学ぶ」とはどのようなことなのだろうか？　本節では，薬学生の多くが将来携わることになる薬剤師の歴史について，その概略を紹介する．薬剤師の誕生（過去）およびその役割と職能（現在）を学ぶことで，"未来"のビジョンを実現するためにどのように行動するべきか，歴史を知ることを通じて考えてほしい．

(1) 薬剤師の誕生

　明治初期までの日本では，開業医が患者に直接薬を出していた．開業医の収益源は薬剤料の割合が大きく，1868（明治元）年3月，時の政府が西洋医学の採用を宣言したことにより，来日した2人のドイツ人医師が「医薬分業」の重要性を説いて，医師は処方箋を出すことで診察料を得るようになった．その後，欧米の医療事情と制度の調査を経て，1873（明治6）年から医療制度，薬事制度の整備が動き出し，翌1874年（明治7）年には医療制度，薬事制度の骨格を成す「医制」が公布された．

　「医制」の中では，「調薬を行うもの」（薬舗主・現在の薬剤師）という表現がなされてい

た．1889（明治22）年の「薬品営業並薬品取扱規則」（薬律）には，薬局，薬剤師が制度として確立され，1925（大正14）年には「薬律」の中で規定されていた薬剤師の資格，業務が「薬剤師法」という法律として独立した．

　一方，急速な西洋医学の導入により，輸入医薬品の需要が急激に高まった．海外からの輸入品も増加し，「医制」や「司薬場」（現在の国立医薬品食品衛生研究所）を整備する必要が生じた．その背景には，医薬品の品質を確保することで，公衆衛生の向上および推進，そして国民の健康な生活を確保するという重要な課題があった．その後，製薬業の許可制が導入され，販売業者への免許鑑札制や「贋薬敗薬取締方」，「毒薬劇薬取扱規則」を一本化した「薬品取扱規則」の制定，そして1886（明治19）年には「日本薬局方」が公布された．

(2) 薬剤師の役割

　1992（平成4）年の第二次医療法改正の医療法第1条の2において，薬剤師は「医療の担い手」として明記され，1997（平成9）年の薬剤師法の改正においては，「調剤時における必要な情報の提供」が義務とされた．さらに，2006（平成18）年の第5次医療法改正において，薬局は病院，診療所等と並び「医療提供施設」として位置づけられた．この方向性に基づき，薬剤師の理念が内山充から提言されている（**表3**）．

　薬剤師の本分は，薬剤師法にも示されているように「調剤，医薬品の供給その他薬事衛生をつかさどることによって，公衆衛生の向上及び増進に寄与し，もって国民の健康な生活を確保する」ことである．調剤は医師の処方箋に従って行う必要があるが，「平成27年度全国薬局疑義照会調査報告書」（2016年1月21日公表）によると，薬学的疑義総件数6,354件のうち処方箋の修正が4,758件（75％）を占め，その結果，薬物療法における有害事象を回避し患者の安全を確保するとともに，医療費削減にもつながったとしている．このように，処方箋のチェックによる疑義照会は薬剤師の重要な義務であり，また有益な業務と言える．

　2014（平成26）年と2019（令和元）年には薬剤師法が改正され，患者への情報提供に加えて，薬学的知見に基づく指導と継続的なフォローを行うことが義務とされた．また，2019（令和元）年の医薬品医療機器等法改正では薬局の定義が変わり，従来の調剤業務に

表3　薬剤師の理念

○薬剤師としての専門職能を通じて，社会に奉仕することを使命とする．
○人びとを苦しみから救い，安心をもたらし健康に導くことを，薬剤師業務の目標とする．
○薬剤師として，あらゆる場面で適切な評価・判断を行える能力・適性を養うために，生涯継続して学習に努める．
○倫理的，法規的に最も正しい原則の下で常に行動する．
○最適の薬物療法と患者ケアを提供できるよう，知識，技能，経験を生かして最善の努力を尽くす．
○上記のことを国民全体から任されている責任をはっきりと認識し，それを決して忘れないことを誓う．

出典：内山充「薬剤師の理念」（2009年4月1日）．公益社団法人薬剤師認定制度認証機構ウェブサイト．
http://www.cpc-j.org/contents/c12/20090401.pdf

加え，「薬剤及び医薬品の適正な使用に必要な情報の提供及び薬学的知見に基づく指導の業務を行う場所」と規定された．

　近年，薬剤師の役割は，調剤を中心とする対物業務から患者支援の対人業務へと広がっており，薬の専門職として，その職能を発揮しなくてはならない．

(3) 薬学教育6年制の始まりと薬剤師の職能

　2004（平成16）年5月14日に学校教育法の一部改正法案が成立し，薬学教育6年制が実現した．6年間のうち，その大部分が薬についてのカリキュラムとなっている．薬剤師は，薬に関するあらゆる情報を学び取り，医療人としての必要な教育と実務体験を経験して薬剤師の国家資格を得ており，それだけの覚悟と責任をもつべきである．

　薬剤師の職能と薬剤師数の推移を**表4**および**図3**に示した．1994（平成6）年の調剤報酬改定以降，薬局薬剤師が増加している．

　また，2009（平成21）年に施行された学校保健安全法において，大学以外の学校（幼稚

表4　薬剤師の職能

薬局薬剤師：外来患者の処方せん調剤，一般医薬品等の相談の応対等を行い，地域医療に貢献する．
病院薬剤師：医療スタッフの一員として病棟に常駐し，入院患者への服薬指導や診療支援を通じて，安全な薬物治療に貢献する．
教育・研究：学部生，大学院生等の薬学教育により，将来の薬剤師を養成する．
製薬企業：創薬，製剤研究を行う，あるいはMR（医薬情報担当者）として医薬品情報を医療関係者に伝達する．
行政：保健政策，地域保健に関与し，国民，住民の福祉に貢献する．
CRC（治験コーディネーター）：治験に伴うさまざまな業務に関わり，開発における有効性，安全性，科学性，中立性の確保に貢献する．
学校薬剤師：学校で，環境衛生検査等を通じて，生徒の快適な学校生活の手助けを行う．

出典：日本薬剤師会：Annual Report of JPA 2020-2021

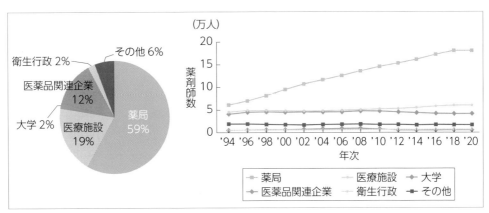

図3　業種別薬剤師数の年次推移と2020年の従事割合
出典：厚生労働省「医師・歯科医師・薬剤師統計」

園，小学校，中学校，高等学校など）に学校薬剤師を設置することが義務づけられた．薬品類の使用や保管にとどまらず，麻薬・覚醒剤などの薬物乱用防止教育，健康相談や保健指導，学校環境衛生（採光，照明，換気など）の維持管理に関する指導・助言者として，学校薬剤師が力を発揮することが期待されている．

(4) チーム医療と薬剤師

　1994（平成6）年の調剤報酬改定において「在宅訪問薬剤管理指導料」が，2000（平成12）年の介護保険創設時には薬剤師が行う「居宅療養管理指導料」が，それぞれ認められた．さらに，2006（平成18）年の薬剤師法改正において，医療を受ける者の居宅等で薬学的管理指導等の調剤業務が可能となった．

　わが国の社会的課題として，2065年には人口の4割近くを65歳以上が占めると予測されており，超少子高齢時代を迎えている．1992（平成4）年，近未来の高齢社会に備え，医療法第1条に，入院，外来とともに「患者居宅」が医療の場として位置づけられ，薬剤師が専門職能を発揮することに社会的な期待が寄せられるようになった．現在では，医療の高度化および在宅医療の推進によってチーム医療が必須となり，薬剤師の業務は多様化している．臨床の現場にも薬剤師が積極的に関わると見込まれており，6年制で学び，高い能力を有する薬剤師は，今後，医師などの医療従事者とともに医療を提供することが当然となる日が到来することが期待されている．

（河村典久）

●参考文献 ···

〈第1節〉

1）森本和滋．使命感と責任感との醸成の視点からみた新制薬系大学における薬学倫理教育の歩みとこれから．薬史学雑誌．2012；**47**（1）：31-43.

2）森本和滋．フランシス ケルシー博士（Frances O. Kelsey, MD, PhD）の生涯から教えられるもの：若き時代に醸成された使命感と責任感．薬史学雑誌．2017；**52**（1）：21-29.

3）森本和滋，宮田直樹．文献と証言から石館守三博士のプロミン合成法を探る．薬史学雑誌．2018；**53**（1）：19-28.

4）堺屋太一．歴史の使い方．日経ビジネス人文庫，2010.

5）高折修二ら．薬理学．廣川書店，1996.

〈第2節〉

6）奥田　潤．人文社会薬学　1.　宗教薬学．薬史学雑誌．2017；**52**（1）：71-83.

7）奥田　潤．日本の薬学を哲学する．薬史学雑誌．2020；**55**（1）：78-82.

8）砂金信義．日本の薬学の父・長井長義．In：日本薬史学会（編），薬学史事典．薬事日報社，2016，p.211-213.

9）三澤美和ほか．「アンケート調査」．薬史学雑誌．2006；**41**（1）：50-58.

〈第3節〉

10）https://www.nichiyaku.or.jp/assets/uploads/activities/gigihokoku.pdf

第1章

通　史

　古代から，草根木皮を用いた，いわゆる "くすり" は存在していた．本章では，日本と西欧における薬学の歴史を総論的に学ぶことを目的としている．特に，海外における薬物の来歴や人物などは，他の医療職の人たちも知っていることが多いので，薬を扱う立場からも理解しておくことが重要である．

❶ 日本の薬学の歴史

(1) 古代から江戸時代

1) 江戸時代以前のあゆみ

　ヒトは動物的本能で身を守っていた．やがて経験から特定の草や木などを噛んだり，身に擦り付けるなどして病気や怪我に対処することを覚えた．その経験は親から子へ，また共同体の仲間へと伝えられ，あるいは見様見真似で対処を覚えた者もあったことだろう．この頃は，病気は原因もわからず，ただ恐ろしく苦しいものであり，治療法や治療薬は生きるために大切なものであった．

薬史の始まりと古代・飛鳥時代

　文字が生まれると，集積された経験を記録するようになった．日本でも擦り剥けた皮膚の治療にガマの穂を用いた因幡の白兎伝説に，古来の知恵がうかがわれる．また，『日本書紀』では医薬神・大巳貴命と少彦名命が「病を療むる方を定む」とあり，何らかの形で治療方法が確立していったことがわかる．

　5世紀に中国，朝鮮半島から渡来した医師が天皇の治療にあたり，7世紀には推古天皇が施薬院で薬草栽培を行わせ，薬草や鹿茸を得るために「薬猟」を行い，5月5日を「薬日」と定めた．8世紀には唐の制度を模して，法律「大宝律令」が制定され，医薬に関する法令として「医疾令」の中で，担当省庁や職員やその職務が規定され，専門家の養成が行われたとされるが，定かではない．

奈良・平安・鎌倉時代

　奈良時代には仏教とともに医学が伝来し，鑑真ら唐僧が各種の薬物を日本に伝えた．聖武天皇崩御後には舶来の薬物60種が東大寺正倉院に奉納された．平安時代には日本古来

の薬方を記載した『大同類聚方』がまとめられた（現伝の史料については偽書説もある）．10世紀には律令の施行細則である『延喜式』に，中央へと貢納された国産生薬のリストが見られる．10世紀末には丹波康頼が中国の医学書を引用して『医心方』を編纂したが，当時の貴族階級は病気の際には僧侶による加持祈祷を求めることが多かった．

　鎌倉時代には戦乱が相次ぎ，刀傷や矢傷を治療する金瘡医学が発達した．僧・忍性をはじめ，寺院が施療事業を行い，武士だけでなく庶民も医療の恩恵を受ける機会を得た．僧・栄西は『喫茶養生記』を著し，茶を薬として紹介した．梶原性全は和文で医学書『頓医抄』を，漢文で『万安方』を著し，薬の効能を説いた．僧・有隣の著した薬方書『福田方』や中国・北宋代の薬方書『太平恵民和剤局方』はともに薬の処方の普及に役立った．

南北朝・室町・安土桃山時代

　南北朝から室町時代にかけては，関東・古河の名医の田代三喜に師事した曲直瀬道三は在野で治療を行うとともに，指南書集『切紙』を著し，医学教育を行った．当時の公家・一条兼良の著作『尺素往来』から，戦乱期にも中国から薬物を輸入し，各種の製薬道具が用いられていた様子がわかる．

　16世紀末に西洋との交易が始まり，医師らはポルトガルやオランダの優れた外科医術に関心を寄せ，それぞれ南蛮医学，紅毛流外科（後の蘭方医学）と呼び，学んだ．

2) 江戸時代のあゆみ

本草・本草学の発展

　江戸時代を迎え，医薬への関心が高かった徳川家康は本草学を重視した．その影響を受けた歴代将軍は江戸や京都に薬園を設けた．製薬家・遠藤元理著『本草弁疑』では異国産薬物が紹介され，18世紀初頭には貝原益軒が国産生薬を研究して『大和本草』にまとめた．

　徳川幕藩体制は長く安定し，貨幣経済も広まり，医師による治療が行われ，薬の製造販売も盛んとなった．薬は市中の店舗や行商人，香具師により販売された．普段の生活のみならず，商用の旅や寺社仏閣への参詣の道中の必需品として，また旅の土産物としても需要が高まった．

将軍吉宗の政策

　薬の原料のうち，日本に産しない生薬は中国から輸入していたが，オランダとの交易により西洋やアジアの薬種も輸入されるようになった．交易の増大により国産の銀が海外へ流出するのを重く見た八代将軍・吉宗は，国内での採薬調査と国産の薬草栽培を推し進め，殖産興業を図った．国内での朝鮮人参の栽培も行われ，民間へも販売されるようになった．薬種の流通が進むと，贋薬や粗悪品を取り締まるため「和薬種六ヶ条」が制定され，国産の薬種は「和薬改会所」で吟味（真贋の鑑定）されたもののみが販売された．江戸では24軒の本町薬種問屋，大阪では124名の薬種中買仲間が幕府から吟味の許可を受けた．これらの江戸，大阪の株仲間に加え，駿府，京都，堺を合わせた5か所の株仲間が生薬の

集荷と真贋の判定を独占した．権力の集中を恐れた幕府は一旦，株仲間の解散を命じたが，真贋の鑑定の必要から再度許可することとなった．

🌰 全身麻酔薬の考案

　江戸後期には『解体新書』に発する人体への関心が高まり，オランダ伝来の「蘭方医学」も盛んとなった．この後「蘭方」に対して，中国より伝来し，日本で独自の発展をとげた医学を「漢方」と称するようになる．19世紀初頭，華岡青洲は整骨科（整形外科）で用いられていた麻酔薬を改良して全身麻酔薬「麻沸散」を考案し，乳がん切除の手術に成功した．記録されている中では世界で最初に成功した全身麻酔下での手術であり，この方法を学んだ門人たちは，各地で麻酔薬を用いて手術を行った．

🌰 オランダ医学が感染症に成果

　長崎・出島にシーボルト（Philipp Franz Balthasar von Siebold）が蘭館医として赴任すると，臨床治療を実施し，薬草を研究するとともに，日本人医師らに教育を施し，西洋の本草学，化学，薬物学の研究への道を開いた．シーボルトの助手として来日したオランダの薬剤師・ビュルガー（Heinrich Bürger）は，シーボルトが必要とする医薬品の調製や処方箋の調剤，さらに温泉の成分分析などを行った．

　蘭学の習得には反対論もあったが，幕末期の当時は未知の疾病であったコレラの治療にポンペや緒方洪庵が蘭方薬・キナを用いて治療にあたり，江戸城の二の丸製薬所で幕府奥医師の伊東玄朴が薬品を製造するなど，次第に蘭方医学が認められるようになった．しかし，この時点ではまだ書籍による知識の習得が優先であり，実験を元とした科学としての薬学はほとんど行われていなかった．臨床において蘭方医学の有効性がはっきりと認められたのは，ジェンナー（Edward Jenner）が開発した牛痘接種が普及してからである．

　18世紀後半，日本ではヒトの天然痘の痘痂を用いた人痘接種法が行われていたが，19世紀初頭に中川五郎治がロシアから帰国する際，接種する技法を習得し，牛痘接種法の書籍を持ち帰った．また，中国経由でイギリス人が著した牛痘接種方の書物を伊藤圭介が翻訳した書籍などから天然痘を予防できるという認識が広まり，19世紀半ばになってオランダ領バタビアから活性のある痘苗が長崎に到来し，日本各地へと痘苗が受け継がれた．

　庶民の間では，けだものである牛の病気に由来するものを体に接種することを怖がる者も多かったが，藩主の子に接種したり，刷り物を配布するなどして，啓発に努め，種痘事業を普及させた．

🌰 日本独自の医学・薬学を構築

　日本人は古来，様々な病気に見舞われ，特に疱瘡（天然痘）や麻疹（はしか），15世紀以降には梅毒やコレラなどの感染症が海外から伝来して流行した．また，膈噎（胃がんなど），消渇（糖尿病など），疝気（陰嚢水腫など）といった慢性病や怪我などにも長らく悩まされてきた．これに対しては日本人自らが考え出した医療や薬（和法，和薬）だけでな

く，中国や朝鮮半島の優れた医学や西洋医学，薬学から理論や実際の治療法，処方を取り込んで吸収し，日本独自の医学，薬学を構築し，対処してきたと言えよう．

（稲垣裕美）

(2) 明治時代から太平洋戦争の終戦 (1945年) まで

1) 明治時代 (1868〜1912)

●ドイツ医学・薬学の導入

　明治政府は，欧米先進国を模範とする近代国家建設を目指し，医薬制度では1870（明治3）年ドイツ医学導入を決め，ドイツに倣うことを決めた．このため，江戸時代に構築されたわが国独自の医学，薬学は縮小もしくは消失に向かった．

　ドイツ医学の導入を決定した翌年，教師としてドイツ人医師ミュルレル（Leopold Müller；**写真4**）とホフマン（Theodor Hoffman）が来日，ドイツ医学を教授する準備を始めた．数日後，ミュルレルは「ドイツ式医学を日本に導入するのなら医学と並列独立する薬学の導入が必要」と進言した．そのため文部省は，1872（明治5）年急遽ドイツ人薬剤師ニーウエルト（Niewerth）を招聘した．

　一方，この頃，長崎医学校教師のオランダ人薬学者ゲールツ（Anton Johannes Cornelis Geerts；**写真5**）は，長崎税関の依頼で輸入薬品の鑑別試験を行ったが，不良品や贋造品が余りにも多く，彼を驚かせた．日本人が西洋薬品に関する知識を持っていないからだった．1873（明治6）年ゲールツは試験結果と意見書を長崎税関長に提出した．この意見書が，わが国における「薬学誕生」の第一歩となる不良医薬品取締機関としての「司薬場」の創立につながった．後にゲールツは文部省の方針に従い，司薬場の創立と薬品検査の基準となる「日本薬局方」の編纂に多大な協力を惜しまなかった．

●薬事制度の原型「薬剤取締之法」

　文部省医務局長の長与専斎（**写真6**）は，ミュルレルとホフマンに西洋の薬剤取締制度を諮問し，答申を得た．長与はそれをもとにわが国薬事制度の原型となる「薬剤取締之法」

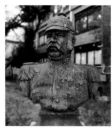

写真4 東大本郷キャンパスにあるミュルレルの胸像

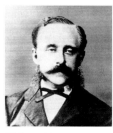

写真5 ゲールツ

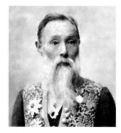

写真6 長与専斎

を作成，1873（明治6）年太政大臣に提出した．その内容は次の4つに分けられるが，この各項目がわが国薬学の誕生に結びついた．

- 第1に薬品の売買は政府より免許を受けた薬舗〈やくほ〉（今日の薬局）に限定し，その資格者の教育に関する規定を設けること
- 第2に医薬分業を実施するため，医師は処方箋を薬舗に送り，原則として薬の販売を禁止すること
- 第3に医薬品の品質を確保するための検査制度を確立し，検査は司薬場で基準書に従って行うこと
- 第4に医薬品の自給を図り，製薬を進歩させるため製薬学校を設けること

近代的薬学教育が始まる

　政府は「薬剤取締之法」をもとに製薬学校として1873（明治6）年9月，第一大学区医学校製薬学科（東京大学薬学部の前身）を東京・神田和泉町に開校した．ここに医薬品の「真贋鑑別」と「製薬」を目的とする，わが国最初の薬学教育が始まり，下山順一郎（**写真7**），丹波敬三（**写真8**），丹羽藤吉郎（**写真9**）ら20名が入学した．彼らは旧武士階級の出身者であっただけに，国のため，あるいは自身の出世のためという意識を抱き，「我らこそ薬学の創始者たらん」と燃えていた．下山・丹波・丹羽は卒業後，ドイツ留学を得て製薬学科教授となり，わが国薬学の創始者となった．

　翌1874年3月司薬場（現在の国立医薬品食品衛生研究所）も設置，1874（明治7）年8月には，わが国初の医事・薬事制度である「医制」が公布され，まず東京・京都・大阪の3府で施行した．「医制」には医薬分業と薬舗開業試験の実施が盛り込まれた．さらに1875（明治8）年に「薬舗開業試験」の実施が行政命令として出されたことで，薬舗主（現在の薬剤師）を養成する最初の教育機関として1880（明治13）年に私立の東京薬舗学校（東京薬科大学の前身）が設立され，次いで京都，大阪など各地でも薬学校が開校した．

「日本薬局方」を公布，製薬事業が興る

　1886（明治19）年6月，政府は「薬剤取締之法」で謳った医薬品の品質を確保するための基準書となる「日本薬局方」（第一版）（**写真10**）を公布した．この原案作成にはゲールツ

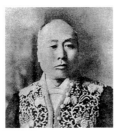 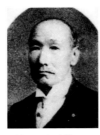 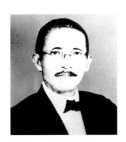

写真7　下山順一郎　　　**写真8**　丹波敬三　　　**写真9**　丹羽藤吉郎

官報第八百九拾四號附録　明治十九年六月二十五日

内務省令第十號別册

日本藥局方

緒言

明治十三年ノ年末日本政府ハ日本藥局方ヲ撰定スルコトヲ決シ内務省ニ於テ十七名ヨリ成レル日本藥局方編纂委員ヲ設置セリ委員ハ明治十四年一月ヨリ會議ヲ開キ當初ノ會議ニ於テ日本藥局方編纂ノ基本トスヘキ通則幷ニ藥局方中ニ收載スヘキ藥品ノ目ヲ議決シタル後委員中ヨリ特別委員ヲ撰ミ獨逸語ハ委員ノ多數ニ通用スルヲ以テ先ツ獨逸語ヲ用テ藥局方ノ稿案ヲ起草シ次ニ之ヲ日本語ニ翻譯スルノ事ヲ托セリ而シテ其稿案最終ノ議決ハ殊ニ學術上ノ名稱ニ適當ノ日本譯語ヲ附スルノ困難ナルニ由リ之ヲ總會ニ附セリ左ニ掲クル所ハ稿本編纂ノ際其標準ト爲セル要目ニシテ委員總會ノ議決ニ由テ成レルモノナリ

一　日本藥局方ハ日本語ヲ以テ編纂セルモノヽ外外國ニ通用セシムルカ爲メ羅甸語ヲ以テ飜譯セルモノヲ發行スヘシ

二　日本語本並ニ羅甸語本ニ於ケル藥品ノ順序ハ藥品羅甸名ノ「アルファベット」ニ順フヘシ

三　藥品ノ各條ニハ日本及羅甸ノ兩主名ヲ掲クルノ外間〻其別名ヲ附記スヘシ

四　藥品羅甸名ハ化學藥ニ在テハ現今ノ圖籍ニ於テ慣用スル名稱ニ符合シ且成ルヘク特殊ノ化學構造說ニ從屬セサルモノヲ撰用スヘシ又化學藥及生藥ニ於テハ藥品ノ主名ヲ首ニ解釋名ヲ後ニ置キ製劑ニ於テハ解釋名ヲ首ニ主名ヲ後ニ置クヘシ例之ハ Bismuti Subnitras, Aurantii Flores, Extractum Cinchonae 等ノ如シ但シ生藥ニ於テハ不明瞭若クハ錯誤ノ恐アルニ非サレハ解釋名ヲ附セサルヘシ

五　生藥ニ於テハ其基本タル植物及動物ノ名稱ヲ掲クヘシ

六　製煉ノ方法ハ藥品一定ノ集成ヲ確定スルカ爲メ必要トスル場合ニ非サレハ之ヲ掲ケサルヘシ

七　製法ヲ掲ケサル場合ニ於テハ藥品ノ性質若クハ反應ノ記載ヲ以テ眞ニ該品タルコト幷ニ夾雜及贋僞ナキコトヲ證明スルヲ要スヘシ但シ其名稱ト記載トヲ以テ藥名ノ本性已ニ明瞭ナル場合ニ於テハ特ニ該品タルコトヲ證明スヘキ實性反應ヲ掲ケサルヘシ

八　藥品貯藏法ヲ掲クルハ其性質ニ由リ特別ノ注意ヲ要スル場合ニ於テスヘシ

九　藥局方中重量及度量ハ「メートル」系統ニ由ルヘシ

十　藥局方中溫度ハ總テ攝爾修斯氏(百分度)ノ度標ニ由ルヘシ

十一　藥局方ノ卷尾ニハ左ノ諸項ヲ附スヘシ

甲　越幾斯[illegible]劑、舍利別劑等ノ如キ或ル種類ノ藥品ニ關スル製法、試法、貯法ノ通規

乙　藥品試驗ニ供用スル試藥ノ目

丙　藥品試驗ニ供用スル定規液ノ目

丁　(第一表)常ニ藥局ニ貯藏スルヲ要スル藥品ノ表
　此種ノ藥品ハ藥局方ノ本文中〇標ヲ附シテ之ヲ別ツ

戊　(第二表)佗藥ト區別シ最モ注意シテ貯フヘキ藥品ノ表

己　(第三表)佗藥ト區別シ注意シテ貯フヘキ藥品ノ表

庚　(第四表)大人ニ對スル藥物一日幷ニ一回極量ノ表
　醫師其處方箋ノ藥名下特ニ▽標ヲ記スルニ非サレハ此量ニ超エテ處方スルヲ許サス

日本藥局方議例

一　藥局方中若干分ト記スルハ總テ重量ヲ指スモノトス

二　藥局方中溶液ノ比例ヲ掲ケテ(1:10)(1:20)等ト記スルモノハ溶液十分二十分等ノ中ニ藥品一分ヲ含ムノ記標ニシテ總テ其大概ヲ指スモノトス

三　藥局方中ニハ總テ攝氏十五度ノ溫ヲ以テ定規溫度トス

四　藥局方中藥品ノ化學試驗ニ於テ單ニ水ト記スルモノハ總テ蒸餾水ヲ指スモノトス

五　藥局方中試藥ニ就キ溶液ト稱シテ特ニ其溶解藥ヲ云ハサルモノハ總テ水溶液ヲ指スモノトス又簡便ノ爲メ單ニ試藥名ヲ記シテ溶液ノ字ヲ省略スルモノアリ

六　藥局方中ニ掲クル冷浸ハ十五度乃至二十五度ノ溫ニ於テ行ヒ溫浸ハ三十五度乃至四十五度ノ溫ニ於テ行フモノトス

七　藥局方中光ヲ遮リ貯フヘシト記載セル藥品ヲ硝子壜ニ容ルヽニハ黒色或ハ黄褐色ノモノヲ撰用スルモノトス

八　藥局方中生藥ハ特別ニ記載セル外總テ乾燥品ヲ供用スルモノトス而シテ生藥ヲ乾燥スルハ適宜ノ方法ニ由ルヘシト雖モ四十度ニ超エサル所ノ溫ヲ用ウルモノトス

九　藥局方ノ卷尾ニ附スル第五表ハ或ル液狀藥物ノ十度乃至三十度ノ溫ニ於ケル異重ノ變異ヲ示シ第六表ハ重要ナル化學原素ノ記號及原子量ヲ示ス所ノ表ニシテ藥品試驗ノ便ニ供スルモノトス

十　藥局方ノ卷尾ニハ藥品ノ日本名ヲ「イロハ」順ニ羅甸名ヲ「アルファベット」順ニ序列セル索引ヲ附ス

官報附録

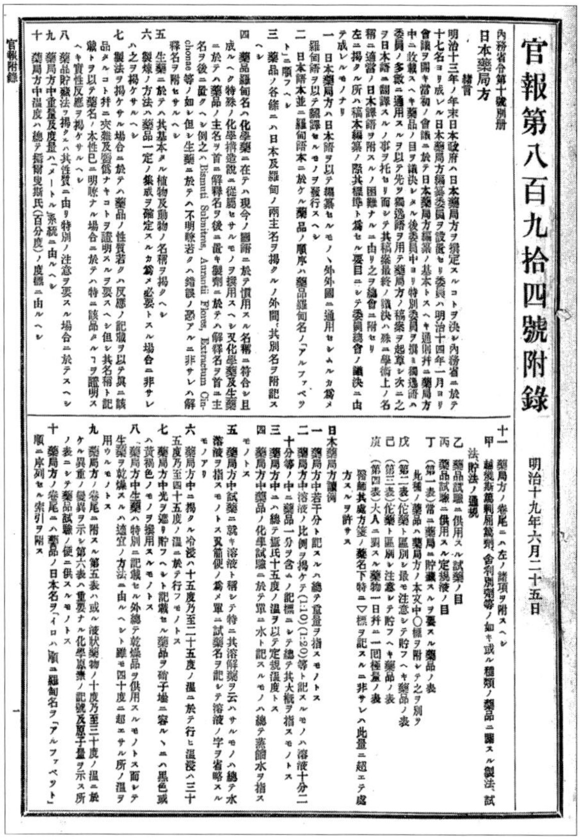

写真10　初版「日本薬局方」(明治19年6月25日，官報第894号付録)

とお雇い外国人教師のエイクマン（東京司薬場監督），ランガルト（東大製薬学科教師）に加え，唯一の日本人として柴田承桂（東大製薬学科教授；**写真11**）が当たった．

初版の薬局方には468品目が収載されたが，政府は日本薬局方に適合する医薬品の国産化を目指し，1883（明治16）年官民合資の「大日本製薬会社」を設立した．ベルリン留学中の長井長義（p.16参照）を技師長に迎えたことから，同社の「局方品」は優れた品質として市場で歓迎されたものの，官僚主義のまん延で経営が悪化，1897（明治30）年民間に吸収され大日本製薬株式会社が誕生した．

長井は帰国直後の1885（明治18）年麻黄から有効成分を単離，化学構造を決定しエフェドリンと命名，後に気管支喘息薬として発売された．長井はわが国の「薬学の父」と言われている．こうした官民合資の製薬会社の動きが契機となって，1892（明治25）年頃には大阪で武田，塩野義，田辺の薬種問屋が独自で製薬事業を始め，1899（明治32）年塩原又策が横浜で三共商会を設立した．

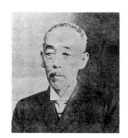

写真11　柴田承桂

●「薬律」制定と医薬分業

　1889（明治22）年には，わが国薬事制度の根幹となる「薬品営業並薬品取扱規則」（薬律）が公布された．薬律では，薬舗主に変えて「薬剤師」が，薬舗に変えて「薬局」が正式名称となり，薬剤師，薬局，薬種商，製薬者などの資格と業務が明文化された．薬律の制定には柴田承桂・内務省御用掛が心血を注いだ．柴田は「医制」が謳った医薬分業を実施するため，調薬（調剤）の権利は当然薬剤師にあるという分業の理念を新しく制定する「薬律」に取り入れようとした．

　しかし，医師の数に比べて薬剤師数が絶対的に不足していたことから，「当分の間」の字句を入れた附則「医師は自ら診療する患者の処方箋に限り，自宅において調合し販売することを得」を容認せざるを得なかった．ところが，最終的に元老院の議を経て1889（明治22）年に公布された薬律には「当分の間」の文言はなく，医師の調剤権を永久に認めるものとなっていた．柴田の後ろ盾となっていた長与専斎・衛生局長は，激怒して元老院に抗議したが受け入れられなかった．これを機に柴田は40歳の若さですべての公的な活動から身を引いた．

　「当分の間」の削除は，医系起草委員の策動があったからだと言われている．これが医薬分業を求める薬剤師運動の出発点となって政治問題化し，日本薬剤師会の誕生を促したが，医師会の反対で一世紀以上も未実施のまま続いた．

●売薬法と指定医薬品制度

　薬律の施行後，「売薬」の有効無害方針や薬剤師でなければ取り扱えない「指定医薬品」制度の創設が難航の末に解決をみた．この2制度が薬剤師の業権拡大と各地に開設された薬学校を通じて薬剤師の資質向上に結びついた．

　売薬は1877（明治10）年制定の「売薬規則」の方針である「無効無害」主義が帝国議会で批判されたため，1909（明治42）年の衛生局長通知で「有効無害」主義へ方針を転換し，1914（大正3）年の「売薬法」制定により近代化につなげた．成立以降，売薬は国民の簡易治療薬として広く使用され，薬剤師は売薬の製造・販売に積極的に関わることで，薬学の必要性がさらに認識され，薬局の経営も安定した．

　指定医薬品制度の創設により，人体に危険を伴うおそれのある医薬品の販売は，「指定医薬品」として薬剤師でなければできないとされた．この制度は内務省技師の池口慶三（後に日薬会長；**写真12**）が欧州の薬事制度を参考に薬律を改正して創設を目指し，1908（明治41）年アンチピリン，ジギタリス，キナ皮など71種が指定された．これらの製造・販売が薬剤師の業権拡大と資質向上に役立つと同時に，薬学の進歩を促した．

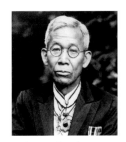

写真12　池口慶三

2) 大正時代から終戦まで (1912〜1945)

●第一次国産化時代

　1914 (大正3) 年7月に勃発した第一次世界大戦は，わが国が医薬品の国産化に向かう転機となり，薬学がその技術面を担う原動力となった．当時，ドイツからの輸入に依存していたわが国は，対戦国となったドイツ政府の輸出禁止令のため，医薬品不足に陥り大混乱となった．政府は直ちに国産奨励策を実施，ドイツの持つ特許権を解除する「工業所有権戦時法」を制定し，製薬会社に国産指導を行った．

　この技術指導のため1914 (大正3) 年10月，東京・大阪の衛生試験所に「臨時製薬部」を設置，村山義温技師 (後に熊本薬学専門学校校長，東京薬科大学長；**写真13**) を中心に石炭酸，アスピリン (p.100) などの欠乏医薬品やモルヒネ (p.99) などの必須医薬品の製造指導を製薬会社に行った．このとき役立ったのが，東京 (帝国) 大学薬学科に蓄積された薬学の製薬技術である．

　当時，薬学科助手であった村山は衛生試験所技師として迎えられ，臨時製薬部 (技師6名，技手12名) を率いて，大学薬学科の研究室で生み出された合成法を工業生産の現場で活用できる規模に拡大するなどの苦労の末，重要・必須医薬品の試製に成功，その技術を企業に譲渡・橋渡しを行った．その結果，医薬品欠乏の危機は一両年の間で脱することができた．これが，わが国の薬学が国家的貢献を行った最初の例である．

　技術指導の成果は，輸入新薬に代わってジギタリスやサルバルサンなど「国産代用新薬」を数多く生んだ．それに伴い，武田薬品，塩野義製薬，三共は生産部門の拡張や資本金の増額などを行ったほか，新たに第一製薬，万有製薬，日本新薬など多くの製薬会社が創立され，第一次国産化時代が到来することとなる．

●薬学教育が高等教育機関に昇格

　政府は1903 (明治36) 年，薬剤師養成を目的とする薬学校を含む実業学校のレベルアップを図るため「専門学校令」を公布した．最初に薬学専門学校 (薬専) に昇格したのは官立の金沢，千葉，長崎の医学専門学校薬学科で，次いで明治期に富山と熊本の両薬学校が官立薬専に昇格した．東京・大阪・京都の私立3薬学校は大正初期に昇格し，明治薬学校が続き，徳島高等工業学校に製薬学科が新設された．

　薬専への昇格や新設は，薬学がそれまでの薬剤師養成という薬学校時代の職種にとどまらず，医薬品の国産化奨励という社会情勢から，薬剤師の資格を持つ「製薬技術者」を養成する新時代の役割を担うことになり，受験生も増えた．

　昭和に入ると，1939 (昭和14) 年に高度な製薬研究者や技術者の養成を目的とする京都帝大医学部薬学科が新設され，東京帝大とともに薬学の最高学府となった．京都帝大薬学科は，東京帝大とは異なり，医薬品国産化時代を反映して製薬化学に重点を置く医薬品研究を目指して設立された．その意図は開設された講座からも理解で

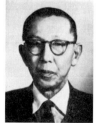

写真13　村山義温

きる．講座数は5講座と同じだが，東京帝大と違って薬化学は「有機薬化学」「無機薬化学」の2講座に分かれ，「生薬学講座」「薬品製造学講座」に加え，わが国最初の「薬品分析化学講座」が設けられた．衛生裁判化学講座はなかった．

　薬学専門学校では，さらに岐阜薬専の新設，名古屋，東北，星の薬専への昇格が実現し，薬学の重要性がさらに認識されていった．

●女子薬学専門学校の設置認可

　大正から昭和初期にかけて，女性の職業教育の必要性に対する世論が高まり，「女性の職業として薬剤師が最適」という考えが社会的に広まった．これが広く女子に薬学の門戸を開かせた．

　1925（大正14）年に最初の女子薬学専門学校となる大阪道修薬学校が帝国女子薬学専門学校（現・大阪医科薬科大学）に昇格した．これに続き，東京女子（現・明治薬科大学），昭和女子，共立女子（現・慶應義塾大学薬学部），帝国女子医専薬学科（現・東邦大学薬学部），東京薬専女子部，神戸女子の各薬専の設置が認可された．各校とも予想を上回る受験生を集め狭き門となった．

●戦時下の薬学・薬業界

　1931（昭和6）年満洲事変がおこると，政府はさらに医薬品の国産奨励政策を打ち出した．東京帝大薬学科の卒業生は35名と倍増，政府の国産化政策を技術面で支えた．1940（昭和15）年頃にはバルビタール，塩酸プロカイン，サルファ剤などの主要製品はほとんどが国産で確保できるようになった．そして，薬専卒業生たちは主要就職先として大手製薬企業を選び，国策の満洲，台湾，朝鮮など海外の製薬事業展開の原動力ともなった．

　1941（昭和16）年太平洋戦争が勃発すると，東京帝大の教員たちは軍事的研究の協力を余儀なくされた．それらは殺虫剤（DDT）の製法や抗マラリア薬キニーネの代用品研究，さらにサルファ剤の結核への応用など，いずれも重要な課題であった．また，卒業生の多くは陸海軍薬剤官となった．一方，政府は「医薬品及び衛生材料生産配給統制規則」を布告し，医薬品などは生産・価格・配給に統制がおよび軍需最優先の統制時代に入った．医薬品は東大病院や都立病院，街の医院，薬局もすべて配給制となった．

　また，戦局が激しくなると，薬専の男子生徒は陸海軍に従軍する者が多く，女子生徒は「動員」の名のもとに軍関係工場や製薬工場に配属され，生産現場を支えた．授業はほとんど行われず短縮卒業となるなか，1945（昭和20）年終戦となった．

（西川　隆）

(3) 戦後から現代

1) 戦後の混乱から復興・発展へ（1945〜1959年）

　終戦直後の日本は，米爆撃機による本土空襲で東京や大阪など都市部は焦土と化した．

住む家もなく，餓死者も数多く出る極端な食糧難や発疹チフス，天然痘，赤痢など伝染病のまん延など，国民生活は悲惨な状況であった．空襲で工場が破壊された結果，医薬品の生産は大幅に落ち込み，極端に不足していた．社会情勢の混乱とも相まって，贋造薬・不良医薬品が国内で氾濫した．

●日薬の建議書と教育審議会の結論

　終戦直後の混乱のなか，日本薬剤師会（会長・近藤平三郎東大名誉教授；**写真14**）は1946（昭和21）年に29項目からなる「建議書」を芦田均厚生大臣に提出した．その内容には，①薬学専門学校の修業年数を3年から4年とする，②薬剤師は一定期間の実務習得を免許申請の資格とする，③薬局開設権を薬剤師に限定する，④医薬分業を早期に実現する，などが盛り込まれていた．

　同年，連合国軍最高司令部（GHQ）のサムス公衆衛生福祉局長（**写真15**）は「薬学教育審議会」を設け，戦後の薬学教育制度の改革に乗り出した．サムス局長は委員長に近藤平三郎名誉教授を選び，委員には近藤が全国の薬学教育者，厚生省，文部省，日本薬剤師会などから20数名を選んだ．会議室の確保も儘ならないなか審議を重ねた結果，①東京・京都の両帝国大学薬学科および国公私立薬学専門学校は一様に4年制の新制大学に編成する，②新制大学は薬学部または薬科大学とする，③薬剤師国家試験を必須とする，などの方針を立てた．

　そして文部省は，医学，歯学教育は6年制，薬学教育は4年制とすることを決め，薬学教育も同審議会の結論どおり，薬学専門学校は薬科大学あるいは大学薬学部となった．薬剤師国家試験（学説・実地）は1949（昭和24）年より実施された．

●米国薬剤師協会使節団が分業を勧告

　1949（昭和24）年，米国薬剤師協会使節団一行4名が来日した．一行は8月の極暑のなか1か月間滞在し，厚生省，日本薬剤師会をはじめ各地の薬局，病院薬局，薬剤師会，教育機関，製薬会社を訪問，日本の薬事制度などについて調査し，GHQサムス公衆衛生福祉局長に報告書を提出した．そのなかで，「医師の職能は診断し処方することにあり，調剤施薬は薬剤師の職務と考える」と記した医薬分業実施を勧告した．同時に薬学教育を薬剤師業務に適するように学課の組み換えを求めた．

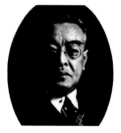 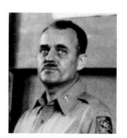

写真14　近藤平三郎　　　**写真15**　サムスGHQ公衆衛生福祉局長

　それを受けて厚生省は，GHQの後押しを受け1951（昭和26）年，国会に医師の調剤を原則禁止する「医薬分業法案」を提出した．審議は医師の調剤権を巡って医系議員の反対で難航の末，法案は医師の調剤投与権を認める「骨抜き」となったものの成立し，同年6月20日「医薬分業法」として公布された．施行日は4年後の1955（昭和30）年1月1日とされたが，薬剤師には明治以来70年の悲願であった医薬分業が法制化され，大きな一歩を記した．分業法成立に努力を重ねた日本薬剤師会・刈米達夫会長（京都大学薬学科教授）（**写真16**）は，「政府原案に重大な修正が行われたが，法文化された意義は大きい．薬剤師の調剤投薬が医師のそれより信頼でき，便利であることを国民に理解してもらいたい」との談話を発表した．

　しかし，医薬分業にあくまで反対する医師会は，1954（昭和29）年12月に分業実施を1年3か月延期する法案を成立させた．さらに医師の調剤権の拡大を目指した活発な運動が功を奏し，翌1955年8月医薬分業法の一部改正法が公布され，1956（昭和31）年4月1日から実施となった．しかし，処方箋は発行されず，医薬分業はほとんど実施されない状態が続いた．

　その後，日薬（石館守三会長）と日医（武見太郎会長）の間で処方箋発行の話し合いがつき，厚生省も処方箋料を大幅に引き上げた．これが契機となって医薬分業が動き出したのは，「分業元年」と言われる1974（昭和49）年以降である．

●製薬産業は動乱特需で復興成長

　主に東京，大阪に集中していた製薬会社は，戦災により生産設備の30〜40％が焼失する被害を受けた．米国戦略爆撃調査団によると「医薬品，医療材料は欠乏状態にあり，国民の健康は危殆に陥っていた」と報告されている．

　危機的な状態にあった製薬業界は，GHQの最優先課題である保健政策もあって，大手製薬企業16社が厚生省や日本銀行の斡旋により，1947（昭和22）年から1950（昭和25）年の間に30億円を超える特別融資を復興金融公庫などから受けた．この特別融資により，製薬業界は他の産業に比べて早い時期に生産復興することができた．

　1946（昭和21）年にはペニシリン（p.100）が，1949（昭和24）年にはストレプトマイシンが国産化され，さらに1950（昭和25）年の朝鮮動乱による特需は製薬企業を急成長させた．各社はクロラムフェニコール，テトラサイクリン，エリスロマイシンなどの抗生物質をはじめ，副腎皮質ホルモン剤，精神安定剤，抗ヒスタミン剤，降圧剤など主に戦勝国米国から輸入あるいは技術導入した多くの新薬に加え，総合ビタミン剤などの大衆保健薬を生産，販売することで急速に復興した．

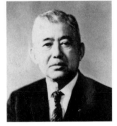

写真16　刈米達夫

2) 高度成長期から昭和の終わりまで（1960〜1988年）

●皆保険制度で製薬企業は急成長

　1961（昭和36）年に国民皆保険制度が実施され，誰でも安価に医療機関を受診し，投薬を受けることができるようになった．そのため，一般用医薬品（売薬）に頼って街の薬局を訪れていた高齢者などの顧客は減少し，薬局の経営は悪化の一途をたどった．一方，医療用医薬品の需要は増大し，それらを扱う製薬会社の経営は好転，成長する起点となった．

　医薬品の総生産額も，皆保険達成1年前の1960（昭和35）年は1760億円であったものが，1970（昭和45）年には1兆253億円，1975（昭和50）年は1兆7924億円と増大した．さらに総生産額の一般用と医療用の比率は，国民皆保険制度が実施される直前の1960年では約半々であったが1975年には2：8へと変化し，製薬会社の医薬品生産は一般用から医療用へと転換していった．

　また，医薬品の薬効別総生産額は，1960年はビタミン剤が首位であったが，1970年は抗菌剤が首位に浮上した．特に1965（昭和40）年以降は，優れた抗菌力と安全性が臨床現場に受け入れられて急増したセフェム系の伸長が抗菌薬を首位に押し上げる原動力となった．以後，大手製薬会社はセフェム系抗菌薬の開発と販売に総力を注入した．

●薬害の多発による薬事行政の転換

　医薬品使用量の拡大に伴い，それまであまり表面化しなかった医薬品の負の側面が見られるようになった．1958（昭和33）年に発売されたサリドマイドにより，多くの新生児の奇形（phocomelia）が発生した．アメーバ赤痢に対する治療薬であったキノホルム（chinoform，一般名：クリオキノール）は，1961（昭和36）年に整腸剤として発売されたことで使用が拡大し，スモン病を引き起こした．

　新薬の負の側面により，国民の医薬品に対する不信感や批判が高まり，厚生省は1967（昭和42）年に「副作用モニタリング制度」の導入や「医薬品製造承認等に関する基本方針」を立て，医薬品の安全性確保を目指すこととなった．また，1971（昭和46）年には中央薬事審議会に「医薬品再評価特別部会」が設置され，1967（昭和42）年以前に承認された医薬品に対する再評価が行われることとなった．

　再評価された医薬品のうち，約半数の品目は有用性が認められないと判定され，適応症の削除や製造販売を中止させられた．この影響によって，経営状態が一気に悪化した製薬企業も現れた．

●漢方エキスと画期的新薬

　新薬の負の側面をカバーするかのように，日本の伝統薬である漢方薬が主に安全性の点から着目された．明治政府の方針で廃業させられた漢方医が使用していた漢方薬は，一般用医薬品として製造販売され続けていたが，1967（昭和42）年に初めて漢方エキス製剤が医療用医薬品として薬価収載され，1976（昭和51）年に148品目まで拡大，再び医療の最前線に復活した．

　他方，欧米の大型製薬企業の独壇場であった新薬開発において，日本で開発され世界でも認められる医薬品が開発されるようになっていった．1974（昭和49）年には田辺製薬（現・田辺三菱製薬）からカルシウム拮抗薬であるジルチアゼムが上市され，日本初のグローバル医薬品となった．

医薬分業の進展と薬学教育の改革

　長期にわたって停滞していた医薬分業は，1973（昭和48）年の日本医師会の技術料中心の診療報酬とする方針転換により動くこととなった．翌1974（昭和49）年に医師の処方箋発行料と薬剤師の調剤基本料が引き上げられ，一部の地域では医薬分業が進んだ．この年は「分業元年」と言われているものの，全国的には分業はほとんど進展しなかった．1987（昭和62）年になっても日本薬剤師会が集計した分業率は10％を超える程度であったが，厚生省の主導で一歩ずつ進展していった．

　徐々にではあったが，医薬分業の推進に伴い，薬局薬剤師には医療人に相応しい知識と技術，人格をもつことが求められた．だが，当時の薬学教育は，研究開発方面の基礎薬学教育に主眼が置かれており，薬剤師の職能教育はほとんど進展しなかった．

　それでも1967（昭和42）年，日本薬剤師会の久保文苗薬学教育委員長から，病院，薬局に従事する医薬品に関する専門家として薬剤師に要求される専門知識を「医療薬学」と仮称する構想が発表された．そのなかで患者中心であること，現場実習の必要性を主張した医療薬学構想が提唱され，1973（昭和48）年に薬学教育5〜6年制案が提示された．

　昭和時代には教育年限の延長は認められなかったが，医療薬学の概念は注目されることとなり，1975（昭和50）年前後に北里大学，名城大学，東京薬科大学など，いくつかの私立大学で医療薬学を専攻とする学科が設立された．これらが時代の変化と社会の要請と相まって，大学における医療薬学を本格的に導入する第一歩となった．

3）平成から令和へ（1989年以降〜）

世界2位の新薬創出国へ成長

　昭和時代に新薬開発技術を発展させてきた日本の製薬企業は，平成時代に入ってから世界で通用する新薬を数多く開発するようになっていった．1989（平成元）年には世界初のHMG-CoA還元酵素阻害薬であるプラバスタチン，1992（平成4）年には前立腺がん治療薬であるリュープロレリン，1993（平成5）年にはニューキノロン抗菌剤のレボフロキサシン，1993年には免疫抑制剤のタクロリムスが，それぞれ日本の製薬企業から上市され，いずれも世界市場におけるトップ製品へと成長した．

　こうした動きを契機に，製薬産業は1990（平成2）年を「海外進出元年」と位置づけ，「国際化」へ歩み始めた．その要因はいくつかあるが，1つ目に1976（昭和51）年から実施された資本の完全自由化が挙げられる．2つ目は「製造特許」から「物質特許」への特許法改正である．これにより，それまでの「特許くぐり的」発想の開発に終止符を打ち，欧米諸国と同等の開発力を持つ必要が生じたのである．

　3つ目は，米国がわが国医薬品市場の開放を強く求め，1985（昭和60）年から実施された MOSS（Market-Oriented Sector-Selective：市場志向型・分野別）協議の影響である．平成に入ると外資系企業は委託販売契約を解消して自販体制を確立したため，国内企業の多くは販売減少に見舞われ，万有製薬や中外製薬は外資資本の傘下に入った．外資による買収の危機感と新薬開発に要する巨額の研究費を捻出するため，製薬企業は再編（アステラス製薬，大日本住友製薬（現・住友ファーマ），第一三共，田辺三菱製薬の誕生）に向かった．

　再編は同時に国際化への要因となった．特にMOSS協議がもたらした治験制度の改正は，世界各国の医療用医薬品の承認制度の整合性を図ろうとする国際的な動きとなり，日米EU医薬品規制調和国際会議（International Council for Harmonisation of Technical Requirements for Pharmaceuticals for Human Use：ICH）へと発展した．さらに厚生省は国際水準の治験を実施するため，1998（平成10）年には「外国臨床データを受け入れる際に考慮すべき民族的要因についての指針」（ICH-E5ガイドライン）およびICH-E6ガイドラインに準拠したGCP（Good Clinical Practice：医薬品の臨床試験の実施に関する基準）を完全実施し，ICH域内での臨床試験データの相互利用が可能となり，わが国の製薬企業は海外進出を促進させた．2016（平成28）年には，米国に次ぐ世界第2位の新薬創出国となった．

　今日では，資源の乏しいわが国にとって製薬産業は有用性の高い新薬の創出を通じて経済成長を推進する分野と期待され，政府の国家的戦略に組み込まれている．

●医療法改正で分業進展

　平成時代に入ってから，医薬分業率は大きく進展していった．契機は1992（平成4）年の第二次医療法改正で，薬剤師は医師，歯科医師，看護師とともに「医療の担い手」と明記されたことである．当時，国会には衆院社会党に網岡雄議員（**写真17**）が，与党自民党参院に石井道子議員（**写真18**）がおり，この両薬剤師議員と日本薬剤師会髙木敬次郎会長（**写真19**）が協力しての成果だった．

　薬剤師が法的に医療人と明記された後，厚生省は次々と分業推進策を打ち出し，1993（平成5）年に「薬局業務運営ガイドライン」を通知した．これは薬局に質の改善を迫るもので，薬局薬剤師の自覚と行動を促し，薬剤師の誇りがあるのなら調剤，医療の世界を進んでほしいと訴え，「薬局を本来の薬局らしい薬局にするための基準」と銘打った．1996（平

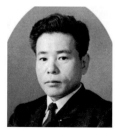
写真17　網岡　雄

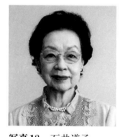
写真18　石井道子

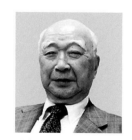
写真19　髙木敬次郎

成8) 年には調剤基本料が4段階に分けられ，面分業への推進策が実施された．

　1997 (平成9) 年，薬剤師法に「調剤時の情報提供の義務」が規定され，医薬品の適正使用，安全確保に関する情報の提供業務が薬剤師の責任であり義務となった．さらに厚生省は，医薬分業モデル病院である38国立病院に対して処方箋発行率70％を目指すよう指示した．これにより国立病院の院外処方箋発行は急速に進んだ．

　当初，病院薬剤師は院外処方箋の発行に反対しており，薬剤師不在の開業医院から進めるべきと主張していた．しかし，1994 (平成6) 年の医療費改定により病院薬剤師の「入院調剤技術基本料 (400点)」が「薬剤管理指導料」に変更され，600点に引き上げられたのが大きな契機となって，病院薬剤師の業務が外来業務から入院病棟業務に方向転換が促され，外来患者の処方箋発行に拍車をかけた．こうした国立病院の動きは，他の公的病院，法人医療機関にも大きな影響を与えることとなり，分業進展の大きな転機となった．

　数々の厚生省主導の施策で，分業率は1995 (平成7) 年に20％，1998 (平成10) 年に30％，2003 (平成15) 年に50％，2009 (平成21) 年に60％，2015 (平成27) 年に70％を超えた．その結果，薬局が，調剤を専門とする薬局と，一般用医薬品および化粧品や生活雑貨を販売する「ドラッグストア」とに，二分化していった．2000年代以降は，調剤薬局チェーンが規模を拡大し，他業種も調剤分野に参入していった．こうした分業形態の進展は，厚生省や日本薬剤師会が目指す地域密着型の「面分業」に向かうよりも，人資本と一般薬局の医療機関密着分業という方向に進み，今日の姿となっている．

●薬学教育は6年制と4年制の2本建て

　分業が急速に進展するなかで，薬剤師が不足するようになり，薬学部を新設する大学が増加した．薬学部を持つ私立大学は，2002 (平成14) 年までは29大学であったが，2008 (平成20) 年には58大学となった．それ以降も，2020年までに2つの公立大学と2つの私立大学で薬学部が新設されている．

　また，薬剤師不足を補うため，大部分の一般用医薬品を販売することができる「登録販売者」という新しい資格が2009 (平成21) 年から設けられた．

　他方，分業の進展に伴い，臨床面に高い資質を有する薬剤師を養成するには薬学の修業年限を6年に延長すべきとの議論が生まれ，2003 (平成15) 年に文部科学省と厚生労働省の検討委員会において6年制と4年制の2本建てにより実施することで意見が一致した．

　これを受けて2006 (平成18) 年に学校教育法および薬剤師法が改正され，薬剤師免許を取得するための修業年限が6年に延長，多くの大学で薬学部における修業年限を4年から6年へと延長したが，多くの国公立大学と一部の私立大学は薬学研究者，技術者を養成する学部として，4年制課程の学部を残した．延長された2年間では，約半年間の薬局と病院での実務実習が必修化され，医療薬学教育を充実させることとなった．

　薬学6年制が実施されてから16年を経た現在，医療人である薬剤師，特に街の調剤薬局において薬剤師の業の成果が国民によく理解されていないとの声も聞かれる．他方，岐阜薬科大学，大阪大学，徳島大学に見られるように，定員を6年制にシフトする，あるいは

4年制を廃止して6年制に踏み切る大学も認められるなど．令和に入り，薬学教育の在り方を再検討する兆しが見え始めている．

（牧野利明）

●参考文献 ⋯⋯⋯⋯⋯⋯⋯⋯⋯⋯⋯⋯⋯⋯⋯⋯⋯⋯⋯⋯⋯⋯⋯⋯⋯⋯⋯⋯⋯⋯⋯⋯⋯

〈第1項〉
1) 日本薬史学会編．薬学史事典．薬事日報社，2016．
2) 天野宏．薬の歴史．薬事日報社，2000．
3) 清水藤太郎．日本薬学史．南山堂，1971．
4) 松木明知．華岡青洲と麻沸散．麻沸散をめぐる謎．真興交易（株）医書出版部，2006．
5) 添川正夫．日本痘苗史序説．近代出版，1987．

〈第2項〉
6) 西川隆．古代から江戸・明治・大正・昭和まで．In：日本薬史学会（編）．薬学史事典．薬事日報社，2016．p.12-19．
7) 清水藤太郎．日本薬学史．南山堂，1941．p.393-395．
8) 奥田潤，西川隆．製薬学者と薬剤師の養成で始まる薬学教育の歴史．In：日本薬史学会（編）．薬学史事典．薬事日報社，2016．p.54-67．
9) 西川隆．東京帝国大学医学部薬学科．薬事日報社，2020．p.67-77．

〈第3項〉
10) 奥田潤，西川隆．製薬学者と薬剤師の養成で始まる薬学教育の歴史．In：日本薬史学会（編）．薬学史事典．薬事日報社，2016．p.54-67．
11) 西川隆．製薬産業の歴史—黎明期から国際化時代の今日まで．In：日本薬史学会（編）．薬学史事典．薬事日報社，2016．p.80-100．
12) 西川隆．「くすり」から見た日本—昭和二十年代の原風景と今日．薬事日報社，2004．
13) 秋葉保次，中村健，西川隆，渡辺徹．医薬分業の歴史．薬事日報社，2012．
14) 木村友香．女子薬学専門学校の研究—女子教育の困難をこえて—．三省堂書店・創英社，2022．

❷ 西欧の薬学の歴史

(1) 古代（ギリシャ・ローマ時代）

—— *Ars longa, Vita brevis*（学）術は長く，人生は短い ——

　上記のラテン語は，ヒポクラテス（Hippocrates）の格言と言われている．最初に，この有名な格言から，医療・医学と薬学とは，そもそもどういう意味を持つものなのかを考えてみたい．私たちが，"medicine/pharmacy"（英語），"medizin/pharmazie"（ドイツ語），"medicine/pharmacie"（フランス語）と呼んでいる営みの意味を尋ねられたとき，多くの人たちは自然科学の1分野と答えるのではないだろうか．しかし，医学や薬学は，単なる理論であるだけでなく，私たち人間の生活（日常）世界に深く基盤を置いた"学と技"と捉えるほうが正しいように思える．以下，西欧における実践の学と技としての医学・薬学の歴史を概観することで，その意味を考えてみよう．

1) ギリシャ神殿医療

　紀元前5世紀末頃，バルカン半島の先にあるギリシャ本土から，エーゲ海の島々，小アジアに至るまで，丘の上の，特に，風が通り水のきれいな，温暖で健康な土地を選んで，各地に多くのアスクレピオス神殿が建てられた．集まった患者たちは，アスクレピアーデンと呼ばれている医神アスクレピオスの使いとしての医療職の神官の指示に従ってゆっくりとした療養生活を過ごすことになる（神殿へのお籠り）．夜になって，星が瞬く丘の上で静かに横になって，安心をして眠ると，夢の中で神が現れて治してくれるという．幾日か経って，すっかり自分の病気や怪我が治り，また，心が癒されると満足して神殿を退院することになる．そのとき，自分の悪かった臓器をかたどった陶器を奉納するのが暗黙の習慣となっていたらしい．

　アスクレピオス信仰の最盛期には，神殿の数は600にも及んだと伝えられている．医神アスクレピオスは，髪を長く伸ばし，蛇の巻き付いた杖（エピダウルスの杖）を携えた老人の姿で表されている（**写真20**）．彼は2人の娘を伴っている．1人は，ヒュゲイア（Hygieia）（健康・衛生）と呼ばれて，しばしば医療や薬学のシンボルとされている（**写真21**）．もう1人はパナケイア（Panakeia）（万能治療）と呼ばれる．この3人の力で，医療は完結すると信じられていた．ちなみに，ドイツで薬局を探すときには，アスクレピオスの杖と薬杯の看板を見つけるとよい．その看板は夜でも明かりがついているので誰でも見つけることができる．なぜなら，ヨーロッパの薬局は24時間営業が常識なのだ．

2) ヒポクラテス派

　紀元前4世紀ごろ，ギリシャ神殿医学に対する批判から生まれたコス島やクニドス島を中心に起こった新しい医療のギルド（医師集団）をヒポクラテス派と言う（**写真22**）．紀元前3世紀になって，エジプトのアレキサンドリアで収集・編集されたと伝えられる『ヒポクラテス全集』によると，医術は，「観察」を主とした経験的なものであり，環境と健康や

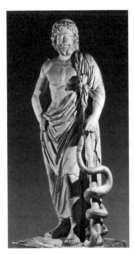
写真20　アスクレピオス像

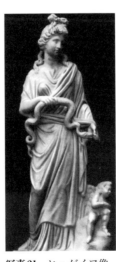
写真21　ヒュゲイア像

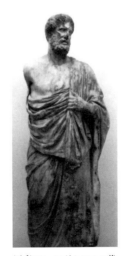
写真22　ヒポクラテス像

食生活などの関係に留意し，治療は，患者の「自然治癒力」を重視すべきであると主張している．また，医師の倫理として有名な「ヒポクラテスの誓い」は，ヒポクラテス派のギルドに入会する時の宣誓文であったと言われている．以後，ヨーロッパのみならず，この誓いは，西欧医学理論に従った職業人となろうとする者の倫理基準と見なされている．

3) ローマ時代の医療

　ギリシャ哲学の四元素論（紀元前5世紀ごろ，万物のアルケ（根）は，火，水，土，空気の4つから構成されているというエンペドクレスの説）から，ヒポクラテスは，四体液説（血液，粘液，黄胆汁，黒胆汁）を提出し，これらの身体のアンバランスから病は生じるとした．さらにこれらと（熱・冷），（乾・湿）を組み合わせた複雑な理論を成立させ，治療は，これらのバランスを回復させるために，冷却・温熱や薬草の使用（吐剤・瀉剤・下剤などの投与）を伝承しているとされているが，これらはヒポクラテスの説なのか，後の時代の説なのかは疑わしい．

　ローマ時代のガレノス（C. Galenus：130～199年）（**図4**）は，この四体液説を発展させた患者の四気質説による治療法を開発し，また，人体の構造と機能についての説も提示した．これらは，『ガレノス全集』22巻としてまとめられた（**図5**）．ガレノスの理論は，中世を通して約1000年以上にわたって，西欧医学のスタンダード理論となった．しかし，病いを理解しようとするとき，体液理論と固体学説との論争は，古代から近代まで続いていったのである．これは，生命・人体・健康・病いなど不可思議なことを何とか理解しようとした人間の知的活動の足跡と言える．また，薬学分野では，ガレノスの名前は，薬草療法薬を「ガレノス製剤」と呼ぶことから知られている．

4) ローマ時代の薬物書とローマ帝国の公衆衛生

　紀元1世紀，ディオスコリデス（P. Dioscorides：40～90年）の『薬物誌』（マテリア・メディカ）5巻が編集された．彼は，この中で600種類の薬用動植物について命名し，それぞれの製法・貯蔵・鑑別・効能・用量などを詳しく記載している（**図6**）．『薬物誌』は，古代から中世に

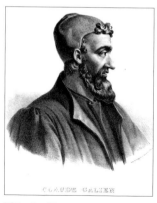

図4　C. ガレノス

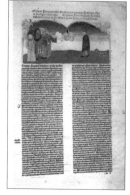

図5　ガレノス全集

おける西欧薬学の最高峰の薬物書とされ，ガレノスや多くの医薬学者に大いに引用された．

　ローマ帝国の公衆衛生医療を担うのは，ギリシャやエジプトの医師たちが人気だったが，ローマ帝国では，公衆衛生に関するインフラの整備，特に上下水道の設備や公共浴場の設置などに優れていた．また，特筆すべきは，「すべての道はローマに通ず」と言われたように，ローマやローマの属国の隅々まで道路網のインフラ整備がなされたことである．イングランドからオリエントまで広がった大ローマ帝国は，多文化，多宗教を尊重する多民族国家として緩い連携を保って繁栄した．

(2) 中世

1) 12世紀科学ルネサンス

　紀元前3世紀，マケドニアのアレキサンダー大王の東征によってギリシャ世界は，小アジアからペルシャ，インドにまで広がり，オリエント文化・文明と融合し，ヘレニズム文化圏を形成した．やがてローマ帝国は東西に分裂し，西ローマ帝国はゲルマン民族の大移動によって滅亡した．東ローマ帝国（ビザンツ帝国）では，ギリシャ文献のアラビア語への翻訳が盛んに行われた．このころ西ヨーロッパは，すでにギリシャ哲学やギリシャ科学の知識を忘却していた．

●錬金術の発達

　一方，7世紀から16世紀に至る時期はイスラム世界の黄金期で，イスラムの学問（天文学，数学，医学など）は独自に先進的な発展を遂げ，隣接するヨーロッパ世界に対して政治的，文化的優越を誇っていた．

　12世紀になると，ギリシャ科学とイスラム科学は，地中海世界やさらには全ヨーロッパに刺激的な出会いをすることとなった．特にイスラム由来の錬金術（アルケミストリー）は，実験手法を進化させ，化学・薬学分野の学問・技術を新しく進展させた（**図7**）．錬金術は，近代薬学が成立するまでの長い間，西欧薬学の中心をなす理論であり技術でもあった．その理論の大きな柱は，次の3つである．1つは，薬草の存在は，人間の身体（ミクロコスモス）

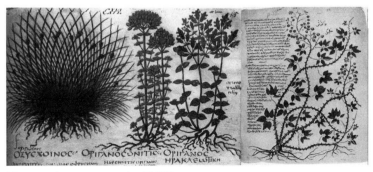

図6　ディオスコリデスの本の挿絵版

を成立させているより大きな宇宙，天体（マクロコスモス）のありかたの反映であること（この考えは，後のキリスト教の身体感に受け継がれていった）．また，薬草の内部には世界霊魂と言うべきものがあり，それらは燃焼・蒸留・気化・昇華などの実験化学手法を駆使することによって抽出することができるという考え方である．残りの1つは，薬草の作用は，その薬草の表層の形態と類似しているという思想である．たとえば，見た目が目の形に似て見える薬草は目の病気に効くという判断がされたりもしたのである（表徴理論）．

　この時代は，同時に交易圏の拡大のため，オリエントの多くの薬草や薬種，香料なども，ヨーロッパ世界にもたらされた（アロエ，安息香，樟脳，肉桂，丁子など）．

●『医学典範』などが紹介される

　その後，東方キリスト教（ギリシャ正教）を国教に掲げたビザンツ帝国へのイスラム軍の侵攻に対抗し，ローマ教皇は東ローマ帝国救援および聖地奪還のため，キリスト教（カソリック）の十字軍の派遣を呼び掛けた．第1回の十字軍派遣（1096年）から最後の十字軍派遣（1291年）までの2世紀間に，十字軍の遠征を契機として，図らずもヨーロッパ地域とオリエント文化の接触が進展することとなった．

　ヨーロッパの西地中海地域には，オリエントに残っていたギリシャ・イスラム科学の書籍や文献が大量に流入した．スペインのトレドやシチリアには，それらをラテン語に翻訳するセンターが作られた．ここでは，アリストテレス哲学やアビセンナ（Avicenna，イブン・シーナー；Ibn Sina：980〜1037年）の『医学典範』やラーゼス（Razes，ラージー；Al-Razi：864〜925年）の錬金術書『秘密の書』などが紹介された．このイスラム科学由来の学問分野の大きな影響とヨーロッパにおける新たな展開を，「12世紀科学ルネサンス」と呼んでいる．

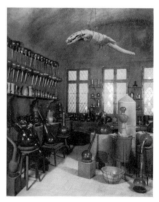

図7　錬金術の実験室

2) フリードリヒⅡ世の医薬法

　13世紀，地中海世界ではイスラムやアジアとの交易が活発化して，それまで手にしたことのなかった薬物が流入した．それらの貴重な薬物の取り扱いを巡って，各地で調剤師と香辛料商人などの間で争いが起こった．

●医薬法を発布

　シチリアの神聖ローマ帝国の皇帝であるフリードリヒⅡ世（FriedrichⅡ，FedericoⅡ）は，新しい時代に適合した医薬法（Constitutiones憲法）（勅令）を発布した（**図8**）．この時代，地中海地域では拡大した交易圏からもたらされ

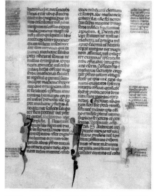

図8　フリードリヒⅡ世の医薬法

る多種多様な貴重な薬物に対し，皇帝は高額な税金を課す見返りに，特定の技術を持つ調剤師に限ってそれらを扱う特権を認めたもので，日本ではいわゆる『医薬分業法』と呼ばれる規則である．

　フリードリヒⅡ世医薬法では，調剤師は，サレルノ医学校が認めていた『ニコラの大方鑑』に従った薬の処方が規定された．また，内科医になるには，3年間の基礎教育（倫理学など）の後，5年間の医学専門教育が，外科医となるためには，1年間の教育（解剖学を含む）と実地研修が，それぞれ課されている．一般に医師というと内科医を指し，上級の内科医となるには，イタリア南部のサレルノ医学校（『サレルノ養生訓』で有名）などを卒業していることが望まれた．それらの内科医は，調剤師の調合する処方薬の検査や製造薬の内容にも発言が許された．それに比べ外科医の地位は低いものだったと推測できる．

🌿医薬学の教育システムの向上

　全ヨーロッパでは伝統的にサレルノ医学校の権威が高かったが，フリードリヒⅡ世皇帝は，医学の刷新のために南イタリアのナポリに新しい大学を建設し，その卒業生らの活躍によって，シチリアでの医薬学のレベルと実務能力の向上が図られた．同時に皇帝は，法学者や官僚の育成にも意欲的に取り組み，開明的な教育システムを導入した．

　すでに12世紀ごろからローマ法王庁の官僚や神聖ローマ帝国の行政を担う法学や神学の専門家の要求に応えるため，イタリアのボローニアにヨーロッパで初めての大学が成立していた．続いてパドバでは，ボローニア大学より自由な校風の大学を開校するため，学生たちが組合（ユニヴェルシタス）を結成し，そこへ自分たちが学びたい教師を招聘して，学生組織主導で最新の学問を習得する大学を開設した．パドバ大学では，ヨーロッパの各地から学生が集結し，新しい時代の就職に適した資格も取得できた．一般に総合大学をユニバーシティと称するのは，このときのユニヴェルシタスに基づいている．さらに，西ヨーロッパでは，パリ大学（学寮），オックスフォード大学などが次々に開設されていった．

3) キリスト教の修道院の薬草園

🌿ビンゲンのヒルデガルトによる著作

　中世には，各国でキリスト教が公認され，各地に教会が，また，僧院や修道院も建てられた（図9）．その庭園には附属して，日常生活を守る設備である野菜園（ハーブ園）や薬草園が作られた．そこで栽培された薬草は，修道院内に居住する修道士や修道女自身の病気治療にも，地域住民に配布する（販売する）予防薬にも使われた（図10）．病（やまい）の治療のための薬草や治療法についての最も有名な著作は，ビンゲンのヒルデガルト（Hildegard von Bingen）によって書かれた『道を知れ（Scivias）』をはじめとする一連の大作であろう（図11）．ドイツ中部のベネディクト派修道院の尼僧であったヒルデガルトは，中年になってから幻聴と幻視の能力によって病者のヒーラーとなり，神の啓示を自動書記によって著した彼女の著作は，ドイツのみならず，広くヨーロッパで活用され，ローマ法王，英国のヘンリー2世など多くの人々にも支持された（12世紀）．

15世紀ルネサンスと大航海時代

　15世紀，文芸と美術分野においては，「ギリシャに帰れ！」「人間復興」を合言葉に，イタリアを中心にした新たな潮流が起こった．人文科学領域には，近代的な展開が見られた．しかし，医薬学分野にとってはまだ近代とは言えない状態であった．

　15世紀になると，インド航路が開発され，東南アジア産の薬物や香辛料（スパイス）（胡椒，肉桂（シナモン），肉豆蔲（ナツメグ），丁子（グローブ）など）や茶が，また16世紀には，新大陸の薬物と香辛料（キナ樹皮，唐辛子など）が，ヨーロッパにもたらされた．これらはヨーロッパに産することのないため，貴重な品として高値で取引された．更に，新大陸のココア（チョコレート），砂糖，コーヒーや野菜（トマト，じゃがいも，とうもろこしなど）が輸入された．特に，じゃがいもはヨーロッパの飢餓対策として広く各地で栽培された．

　しかし，マヤ民族やアンデス民族に旧大陸から流入した天然痘などと同時に，ヨーロッパは梅毒などの未知の伝染病の流入やまん延にさらされることになった．

4）施療院（ホスピス）の役割

多種多様な目的

　ホスピスには，いくつかの目的の違った施設がある．1つ目は，隔離を目的とした避病院である．古くからハンセン病（らい菌による感染症）者の収容施設は都市の市壁の外に作られ，ペスト（黒死病）などの病者の収容施設も町の外に作られた．中世の時代には，ペストのまん延によってヨーロッパの人口の3分の1が死亡したとも言われる．2つ目は，当時多くの農奴が土地を離れ都会になだれ込んできたため，各地で社会的混乱が生じたことから，都市内の多くの浮浪者や家出人を収容するために建てられたものである．これは都市の住民の安全を守るために，裕福な都市民の寄付を後ろ盾として自治体の運営による施設として作られた．3つ目の施療院の多くは，キリスト教の施療院である．宗教改革（プロテスタント）に対抗するための施療院は，カトリック布教を目的とした慈善事業で

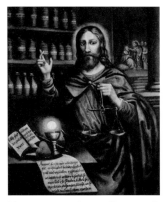

図9　キリストとして描かれた薬剤師（16世紀）

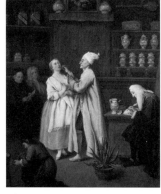

図10　中世の薬局

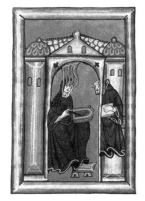

図11　ヒルデガルト「女性幻視者」

もあった．キリスト教のマタイによる福音書では，『私が，空腹のときに食べさせ，乾いていた時に飲ませ，旅人であったときに宿を貸し，裸であったときに着せ，病気の時に見舞い，獄にいたときに訪ねてくれた』とあるように，この6つの慈善活動を積極的に行った．

● 財源は寄付

ホスピスやホスピタルという言葉は，本来はラテン語の「客」を意味するホスペス（hospes）を語源にしている．財源であった国王や教会および裕福な商人たちは，多額の基金を寄付したり，土地を寄進したり，免税措置をとったりして施療院の維持に努めた．そこでは貧しい病人や身体障害者，孤児や老人，また売春婦，さらに旅人，巡礼者など，誰でも食べ物と寝台を与えられて世話をしてもらえることができた．施療院は，病気を治療する目的を持った施設ではなかったのである．

(3) 近代

1) 病院の誕生

● フランス革命の影響

フランスでは，1789年に勃発したフランス革命によって，施療院のほとんどが財産権を国家や地方に移管して廃止となった．これによって，新しい医学を担う中核となるより強力な病院制度が成立し，病院の改組と拡張はフランス革命の大きな事業となった．

パリのノートルダム寺院に隣接するオテル・ディユ（神の館）病院（**図12**）は，革命前は世界で最も不潔な施設とも噂され，1つのベッドに子供を産んだばかりの人と売春婦が一緒に寝かせられたり，明日手術する患者が，目の前で外科手術をする人の叫び声を聞いたり，死ぬ人が運ばれていくのを見たりしていたという．

● 臨床医学・薬学実践

革命後は，オテル・ディユ病院では，特に伝染病などの同じ病気の患者をまとめて収容して，その膨大な観察と記録から病気，病気の診断・治療に役立つ新しい理論を組み立てようとする努力が行われた．古い医学理論が捨てられ，それまでの職業人が退陣したパリの病院では，若く経験のない医師や薬剤師たちが，社会の要請に従った新しい医学や薬学を作り上げるための試行錯誤を繰り返していた．これを18世紀末のパリの病院に初めて生まれた，示説ではない，発見を目的とした『臨床医学・薬学実践』と呼ぶ．西欧の医・薬学の近代とは，18世紀末から19世紀の初めに誕生したものであると定めてよいであろう．

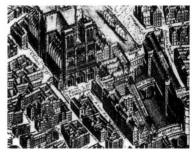

図12 病院の成立〈フランス・パリのオテル・ディユ病院．隣はノートルダム寺院〉

近代医学の発祥

政治的腐敗，凶作，人々の不満などを背景に起こったフランス革命のなかで，集団の病気である伝染病（流行病）のまん延は，社会不安や社会の混乱をさらに惹起するものであった．しかし，既存の医学・医療はそれら伝染病にはまったく無力であることが認識された．そのために，新しい医学理論の構築のための医学教育の再編成が焦眉の目標となった．

それまでの医学理論は患者の症状に着目していたが，ビシャ（M.X. Bichat：1771〜1802年）は，死後すぐに病理解剖することによって，病気の原因が表から見えない体内にあることを突き止めた．彼は著書『一般解剖学』の序文で「臨床医学の現場で患者の症状を記述するばかりでなく，身体内部の組織に局在する病気の存在（本体）を見つけるために病理解剖すべきである」と記している．

この新しい傾向は，古い医学理論を撤廃し，その後は一般的な手法となった．つまり，そのときから医療者の目は，病者の症状に現れた現象を貫いて，不可視の体内の本体を見抜くものになったのである．これが，近代西欧医学理論の根幹となった．

新しい学問・化学の発祥と開花

18世紀末，化学は新しい理論に基づいた華々しい学問として開花し，様々な物質の本体が化学物質であることが明らかにされた．特に，フランスのラヴォアジエ（A. Lavoisier：1743〜1793年）（**図13**）は，別個のものと考えられていた燃焼，呼吸，代謝が酸素を介しての同様なメカニズムの反応であることを解明した．目に見えないシステムを化学実験で解き明かしたことによって，まったく新しい「化学」という学問が誕生したと言える（**図14**）．

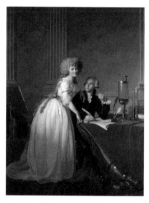

図13　実験室のラヴォアジエと助手をする妻（画家）（メトロポリタン美術館）

この高いレベルの研究は，広く国際的にも認められ，化学は，19世紀を拓く革命的な学問となった．やがて薬草の神秘性にも手が付けられ，これらの本体が化学物質であることを証明しようとする研究が始まった（**図15**）．

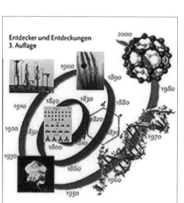

図14　化学の成立

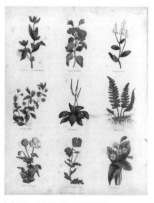

図15　19世紀の薬草書

2) 近代薬学の発祥により植物成分研究が進む

　パリの薬局主ドローヌ（Ch. Derosne：1780〜1842年）は，1803年にアヘンから有効成分のドローヌ塩を抽出したと発表した．この研究によって，アヘンの中に目に見えない最も重要な本体（有効成分）が化学物質の結晶として取り出された世界初のこととして，アヘン研究のプライオリティが決したかのように思われたが，のちにこの結晶は，ナルコチンの混合物であることが判明した．

●ゼルチュルナーがモルヒネの単離に成功

　ドイツ（プロシア）の薬局の見習い薬剤師であったゼルチュルナー（Friedrich W.A. Sertürner：1783〜1841年）（図16）はアヘンに60種類の化学薬品を作用させて1803年にメコン酸を，さらに1806年に酸性溶液に可溶でアンモニアによって沈殿する物質を分離することに成功した．この物質は弱塩基性を持つアヘンの特異的麻酔成分の純粋結晶であることを突き止め，ドイツの先輩薬学者のトロムスドルフ（J.B. Trommsdorff：1770〜1837年）などの協力の下で，その結晶の化学的性状を報告し，その峻烈な生物活性をもつ薬理効果を犬や自分で証明した上で，1817年に新物質をモルヒネ（morphine）（p.99）と名付けて論文発表した．フランスの大化学者ゲイ・リュサック（J. Gay-Lussac）は，追試実験でこのゼルチュルナーの業績を高く評価し承認した．その後，薬用植物から次々に有機塩基が抽出された．

●次々にアルカロイドが発見される

　このような植物塩基はアルカリに類する作用を持つため，1818年に，マイスナー（K.F.W. Meissner：1792〜1855年）によって「アルカロイド」と名付けられた．

　ゼルチュルナーの指導者の1人であったトロムスドルフは，新興国ドイツの薬学の学問的発展を目指して，1794年から薬学雑誌を創刊し，1795年には「物理化学・薬学研究所」を設立して多くの薬学生の教育に尽力した．研究所の門下生であった若きメルク（E. Merck）（ドイツ・エンジェル薬局の6代目）は，トロムスドルフからモルヒネの精製と工業的生産を研究することを勧められた（図17）．それを礎石として，メルクは一薬局から製薬工場（1826年）へ，さらに，世界的化学製薬企業へと躍進していった．

　フランス薬学校のペレチィエ（P. Pelletier：1788〜1842年）は，1815年，白檀からサンタリンを，ウコンからクルクミンを分離し，さらに薬理学者のマジャンディ（F. Magendie：1783〜1841年）と協力して，吐根からエメチンを抽出した．マジャンディは，エメチンの催吐作用を動物実験と人体実験（生体実験）とで実証的に確認した．ペレチィエは，1818年には，弟子のカヴァントウ（J. Caventou：1795〜

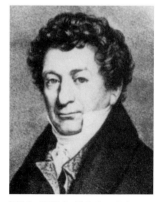

図16　F.W.A. ゼルチュルナー

1877年）と共同で聖イグナチス豆の種からストリキニーネを単離した．1820年，当時あらゆる熱性疾患に卓効をうたわれ霊薬視されていたキナ皮からキニーネとシンコニンを分離することに成功した．

●アルカロイドが臨床に導入

　マジャンディは，これら新しく発見されたばかりの植物塩基をオテル・ディユ病院の臨床に積極的に導入し，1821年に『数種の新薬の製法と応用処方集』を出版した．マジャンディは，著作の序章で，「化学的に純粋な物質が調製されたこと」，「毒と薬とが人間と動物では違って作用するという古い偏見を克服したことによってこの仕事が可能になった」と記している．この処方集は次々と版を重ね，さらに各国語に翻訳されて広く普及した．当時，新しい医学理論は生まれたものの，その理論に沿った治療法（特に薬）が見つからない状況だったが，効果的な薬物が発見されたことによって，近代西欧医療は，強力な世界的な医療（コスモポリタンメディシン）へと飛躍したと言える．

3) 特定病因論の確立

　イギリスで始まった産業革命は50年を経てフランスへ，さらにドイツへと広がり，それによって人口が急拡張した都市密集地域は，流行病の形で伝染病が襲う温床になった．それに対処する医学理論と薬物療法を確立することが急務となった．

●パスツールとコッホの活躍

　やがてパスツール（L. Pasteur：1822〜1895年）やコッホ（R. Koch：1843〜1910年；**写真23**）によって感染症の原因菌が特定され，1つの伝染病には1つの特定の病原菌が存在することが明らかになった（コッホの3原則）．

　コッホ一門は，1881年から20年の間に主要な細菌を次々と発見した．1882年に結核菌，1883年にジフテリア菌が発見され，また北里柴三郎（1852〜1931年）は，1889年に破傷風

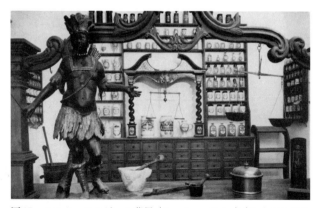

図17　メルク・エンジェル薬局（Angelsapotheke）（ハイデルベルク城内のドイツ薬局博物館；Deutsches Apotheken-Museum）

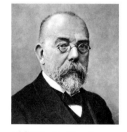

写真23　R. コッホ

菌の純粋培養に成功，1894年にはペスト菌を発見した．さらに北里門下の志賀潔（1871〜1957年）によって1897年に赤痢菌が発見された．細菌学は，19世紀中ごろから近代西欧医学の花形となり，後に抗菌剤や抗生物質が発見されると，細菌学とその薬物治療は実践的効力を持つものとなった．

🦠 外科手術が可能となる

　また，この時代に発見された滅菌法と麻酔薬によって外科手術が成功するようになり，外科的には悪い患部を取り除くことが治療の中核となった．ある疾病には，主要な原因を取り除くことによって健康が回復するという単純な病因論が信じられた．

4) 有効成分研究から合成医薬品へ

　伝染病は，産業革命によって急膨張した都市密集地帯において流行病の形態で襲うことから，それに対処する薬は量的に需要を満たすことが条件となった．そのため，資源的に限定される天然薬物から合成薬物への転換が急務となった．

🦠 リービッヒとヴェーラーの功績

　リービッヒ（J. von Liebig：1803〜1873年）は，パリのゲイ・リュサックのもとに留学し，その後，帰国して弱冠22歳で，ドイツのギーセンの小さな大学に「化学・薬学のための研究室」を作った（1825年ごろ）．当時，西欧の大学の中で初めて作られた科学研究の専門的な施設であった．この研究室から育った学生たちは，最初の世代の化学者，薬学者として，学問の世界からも社会からも認知された．このときから，近代医療の中心は，「病院の医学」から「研究室の医学」へと移り変わった．

　一方，ヴェーラー（F. Woehler：1800〜1882年）は，動物を必要とせずに尿素の合成を成功させた．ヴェーラーは，1818年に「尿素の人工的合成」という論文で，尿素は生体の窒素代謝物であるが人工的に作り得たので，さらに自然界にある物質は人工的に作り出し得るという見通しを確信したと記した．

　それを理解したリービッヒは，馬の尿中に馬尿酸を発見し（1829年），ヴェーラーは犬に安息香酸を食べさせて尿中に馬尿酸が排泄されることを突き止めた．ここにおいて，2人は共同研究を進め，共同論文が纏められた．

　2人は，この論文で「自然界や生体内にある物質は本性や組成の変わらない1つの化合物（基）をめぐってすべての関係がつながっていることがわかる．我々はそれをベンゾイル基という特別の名称を付すことを提案する」と述べている．この論文は，有機化合物の構造を知るうえで極めて重要な知見を提示したものであった．その後，エチル基（リービッヒ，1834年），メチル基，メタン，アセチレン，メタノールなど，次々と明らかになったことで，有機と無機の壁は決定的に破られた（生気論の否定）．

日本の薬学への長井長義の貢献

リービッヒ門下のベルリン大学のホフマン（A.W. von Hofmann：1818〜1992年）のもとに留学した長井長義（p.16参照）は，1884（明治17）年に日本に帰国後，漢薬・麻黄から抽出した新アルカロイドをエフェドリンと命名し，後にそれを官民合同の製薬会社で製品化した．エフェドリンは，その気管支拡張作用から喘息薬として広く社会に提供された．

長井は世界的レベルの化学・薬学知識と技術を産業革命初期の明治日本に導入し，化学・製薬工業生産の基礎を築いた．さらに化学・薬学教育を通じて多くの薬学生・研究者を育成した．このため，日本の薬学部における有機化学研究は大いに進展した．

5) 色素工業から化学療法剤の開発，さらに抗生物質の発見へ ─製薬工業の進展と社会的使命（責任）

エールリッヒの概念

エールリッヒ（P. Ehrlich：1854〜1915年）は，組織染色から細胞と摂取した物質（色素，薬物など）との化学結合という概念を提示した．色素療法の発見によって，エールリッヒはコッホの研究所の客員となった後，次いで，免疫現象が化学的現象であることを明らかにした．さらに，免疫には受動的（免疫血清注射）と能動的（毒素注射）免疫があることを確かめ，治療領域に導入するために血清やワクチンの実用化のための学問的基盤を切り拓いた．また，免疫の特異性を指摘した．

1904年には，エールリッヒの弟子となった日本人研究者の志賀潔との連名で，化学療法（chemotherapie）の足掛かりをつかんだことを発表した．さらに1909年には，秦佐八郎の協力のもと有機砒素化合物606号製剤（サルバルサン）を梅毒（スピロヘータ）治療剤として発見し，本格的な化学療法剤の創始となった．

サルファ剤の発見

エールリッヒの化学療法の成功は，ドイツ製薬工業にとって飛躍の好機となった（製薬企業内への科学者や医師・薬剤師の参加は，ドイツ化学・製薬工業界全般の基本的方針であった）．当時，若い学生や労働者の間で最も伝染が広がっていた結核などの細菌感染症に有効な化学療法薬がなかなか開発できなかったが，20世紀になって明るい見通しがもたらされた．1930年代になると，ドイツでドマーク（G. Domagk：1895〜1964年）がプロントジルを合成し，フランスではスルホンアミド基（サルファ剤）が開発された．

ちなみに，日本の製薬会社からは，ドマークがプロントジルを発見した2年後の1937（昭和12）年に2社から発売され，赤痢，気管支炎，肺炎などに対する唯一の抗感染症薬として繁用された．また，第二次世界大戦中には軍の命令により東京大学薬学科でサルファ剤の結核への応用研究が進められていたが，実用化に至らなかった．

抗生物質の発見

1940年代は，抗生物質というまったく異なる微生物の代謝産物の研究の時代となった．

イギリスのフレミング（A. Fleming：1881〜1955年）は，ペニシリン（p.100）を発見したことによって，1945年にノーベル生理学・医学賞を授与された．アメリカのワックスマン（S.A. Waksman：1888〜1973年）は，ストレプトマイシン（抗結核薬）を発見した．

　日本では敗戦直後，GHQ（連合国軍最高司令部）の後押しにより，1946（昭和21）年にペニシリンが，1949（昭和24）年にストレプトマイシンが発売された．ペニシリンは敗戦直後に発生した様々な感染症に対する特効薬として多用され，ストレプトマイシンはまん延していた結核に対する救世主的な新薬として使用された．これらの新薬は，それぞれ素晴らしい効果を発揮し，戦後のわが国製薬産業復興を牽引した．

　現代では，多くの製薬工業は多国籍企業となり，新しい医薬品の開発環境は熾烈なものになっている．しかし，薬はあくまでも苦しむ（pathos）人を癒し治癒するためにあり，同時に人々の安全と健康と福祉に貢献しなければならない社会的責任を負っている．薬剤師としても薬学者としても，このことは常に心しておかねばならない．

6）医学・医療，薬学の未来

　近代西欧医学は，感染症対策に多くの効果，業績を上げた．わが国でも，1874（明治7）年に医制が発布され，公的医療として世界医療・薬学となった近代西欧医学・薬学を採用することを決定した．現在の死因別死亡率は，がん，心臓病や脳血管疾患などの生活習慣病が上位を占めているが，2019（令和元）年に始まった新型コロナウイルス感染症（COVID-19）の世界的流行（パンデミック）を見ても，今後も再興・新興感染症の対処を軽視することはできない．

　近代西欧医学の中心的命題は，集団としての病への対処であり，社会的混乱をもたらす伝染病の克服にあった．その方法論は，外因である病原体を排除することに重点が置かれていた（病原病因論）．そのため，1人ひとりの患者の内因には比較的無関心であったとも言える．また，疾病の原因となる患部を外科手術で取り除くことに主眼が置かれ，患者のQOL（生活の質）に留意することが少なかった．

　一方，現代の医療・薬学はますます専門分化かつ高度化しており，医学分野は遺伝子治療・再生医療などを，薬学分野はテーラーメイド薬物治療などを目指し，個々人に対応した展開がますます望まれている．医学・薬学の未来には，より全人的な医療・薬物治療の期待がかけられていると言ってよい．

（辰野美紀）

◉参考文献 ………………………………………………………………………………………

　1）Rudolf SCHMITZ：Geschichte der Pharmazie.（Ⅰ）（Ⅱ）. Govi-Verlag AG.
　2）Minori TATSUNO：Histoire de la naissance de la pharmacie moderne.（Ⅲ）.（Paris, 2013）. ICHP.

課題―薬学の歴史を通し社会に貢献した薬学の役割を学ぶ

1. わが国の薬学の歴史から，薬学が日本の医療の発展に果たした貢献とその要因について説明しなさい．

2. ヨーロッパで人類に貢献した様々な薬物が発見された背景を説明しなさい．また，それらのなかで重要と思う薬物を挙げ，その理由を述べなさい．

※解説はp.126を参照

第2章

薬学教育の歴史

　明治政府は，文明開化のため欧米の教育や文化を積極的にわが国に受け入れた．その一環としてドイツ式の医学教育を採用し，少し遅れて薬学教育も始まった．わが国では，有機化学の成果もあって，薬学では伝統的に基礎的な教科を主体とする教育が行われてきた．近年では，患者中心の医療が重視され，薬剤師業務も大きく変化している．本章では，時代とともに多様に変化してきた「薬学」という学問について，その教育の歴史を中心に紹介する．

❶ 黎明期（明治時代）から戦後まで

(1) 薬学教育の創設期

　わが国の薬学は，諸外国では例をみない創薬中心の発展を遂げてきた．なぜ，薬剤師養成ではなく，創薬中心であったかについては，薬学の発祥に深く関わっている．

1) 真贋鑑別と製薬の技術を求める

　明治政府は，近代化のためには西洋医学の導入が不可欠であるとして，それまでの漢方などの伝承医学を廃止し，ドイツ医学を導入した．治療薬としての西洋薬を確保することが急務となり，薬品を海外から輸入したが，偽造薬品が多かった．

　1874（明治7）年，明治政府は輸入薬品の検査のために東京に司薬場（現・国立医薬品食品衛生研究所）を設置し，不良薬品に対する策を講じた．不良薬品の真偽を鑑別し，品質を分析し，さらに良質の薬品を安定供給するために薬品を製造する必要に迫られた．日本の薬学は，海外からの不良薬品対策から始まったと言わざるを得ない．

　1873（明治6）年にドイツ医学を採り入れた明治政府は，医師は診療に従事し，薬剤については薬学を修めた専門家に任すべきであるとして，「薬剤取調之法」を定めた．これには司薬場での薬品検査を初めとして，試験の基準となる薬局方の編纂や，さらに薬品の製造技術を教授する製薬学校の設立についても規定されていた．

　1873（明治6）年に製薬学校設立伺書，規則案が採択され，最初の薬学教育機関として，第一大学区医学校製薬学科（現・東京大学薬学部）が開設され，20名の入学が許可された．予科2年本科3年の全寮制であった．創学の方針は，不良輸入薬品を防止するために，国内の優秀な医薬品製造業者を養成することにあった．

2) 私立薬学校の創設

　一方，明治政府に招聘されたレオポルド・ミュルレル（Leopold Müller）らは，医療とは，医師と薬剤師が両輪として成り立つものであることから，薬学教育が必要であることを強く進言し，1874（明治7）年に『医制』が制定された.

　医制の制定によって医薬分業が明示されたものの，医薬分業制度の実現までには明治，大正，そして昭和の時代を通した長い年月を要し，薬剤師にとっては苦難に満ちた長い道のりとなった. 当時の薬学教育養成機関は，第一大学区医学校製薬学科（現・東京大学薬学部）（1873年）と金沢医学館薬学科（1874年，のちに廃校）であり，薬舗主（現・薬剤師）の養成を目的とした東京薬舗学校（1880年，現・東京薬科大学）の創設は，先駆的なものと言える（**写真24**）.

　1877（明治10）年の学制改革により，わが国最初の官立東京大学が創立され，薬学系は東京大学医科大学製薬学科と改称された. 外国人教授による高度な教育と5年の就業年限のため，学生から敬遠され応募者はわずかであった. そこで2年後には3年の修業年限に短縮された.

　1893（明治26）年には薬学科は生薬学（下山順一郎），衛生裁判化学（丹波敬三），薬化学（長井長義）の3講座が開設され，1897（明治30）年に帝国大学は東京帝国大学と改称された. 一方，薬剤師養成を目指して設置された薬学校は，医薬分業が実施されない状況も重なり応募者が集まらず，多くは経営難に陥り29校中9校に減少するなど，存続が困難な時代であった.

　1903（明治36）年には中堅技術者を養成するために，専門学校令が施行され，薬学校は薬学専門学校に昇格した. 1907（明治40）年には，官公立薬学専門学校卒業生は無試験で薬剤師免許状を交付され，その2年後には，私立薬学専門学校卒業生にも無試験で薬剤師免許が交付されることになった. 各地で設置された薬学専門学校は，1916（大正5）年から1941（昭和16）年までに国立7校，公立3校，私立7校となり，質的向上が図られた薬学教育がようやく進んできた.

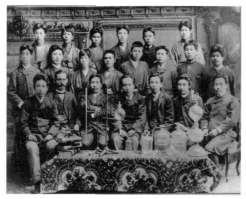

写真24　下山順一郎校長時代の私立薬学校第1回卒業式（明治22年6月）（東京薬科大学史料館所蔵）

(2) 大正期から昭和期戦中まで

1919（大正8）年，東京帝国大学医学部薬学科の教育研究においては，本格的に薬学の基礎研究が行われるようになった．薬学教育機関として多くの薬学専門学校が設置されたが，研究機関と言えば，東京帝国大学医学部薬学科のみであった．

一方，わが国の女性の薬学教育は，男性に比べかなり遅れていた．明治期に設立されたものは，大阪道修薬学校女子部（大阪薬科大学，現・大阪医科薬科大学の前身）と東京女子薬学校（明治薬科大学の前身の1つ）の2校のみであった．大正期以降，職業人としての女性の存在が注目され，女性の薬学教育機関が盛んに設立されるようになった．

大正期末期から昭和にかけて女子薬学専門学校の際立った増設は，女性薬剤師の社会進出の増大を意味していた．多くの職種の中で薬剤師は，「婦人には誠によい職業である」（『婦人職業の実際』）などと紹介されるほどであった（**写真25**）．その一方で，満州事変の影響により女子薬学校専門学校でも軍事教練が行われた．

戦時中，薬学教育科目は徐々に改善されてきたが，欧米の著しい進歩には遠く及ばなかった．医薬品の開発や臨床に対応するためには，薬剤学や生理学，薬理学などの教科が必須とされたが，わが国では第二次世界大戦が終結するまで，薬学科の主要科目として取り扱われることはなかった．

日本の薬学教育が大きく変わったのは，1945（昭和20）年，第二次世界大戦後の学制改革により新制大学が発足したことによる．

(3) 戦後の薬学教育

第二次世界大戦後，GHQ（連合国軍最高司令部）の勧告もあり，1947（昭和22）年にそれまでの学校制度の大学および専門学校を一部統廃合し，すべて4年制の新制大学とした．ただし，医学部，歯学部は6年制と定められ，後に獣医学部も6年制となったが，薬学部

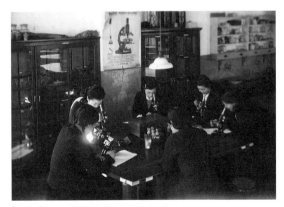

写真25 上野女子薬学校，実習風景（東京薬科大学史料館所蔵）

は4年制の教育制度であった．1949（昭和24）年，米国薬剤師協会使節団が来日し視察した後，医薬分業を含めた薬学教育の改善勧告がなされた．1950（昭和25）年に厚生省により薬剤師国家試験が学説試験と実地試験とで実施され，後にすべて筆記試験となった．

　これまで見てきたとおり，わが国の薬学は贋薬の検査から始まった経緯がある．その後，分析や創薬が主体となって発達し，長い間，学問中心，研究中心の教育が行われてきた．1975（昭和50）年以降医薬分業が進み，それに関連して職能教育を重視した医療薬学を盛り込む薬学教育がようやく開始するに至った．2006（平成18）年より薬剤師養成を主目的とした薬学教育6年制がスタートした．ただし，これまでの経緯もあり，日本独自の薬学4年制を残存することになっている．医療人養成の薬学教育6年制の趣旨は，高度医療に対応できる臨床能力のある薬剤師の養成が謳われ，専門的な薬学知識と技能を持つにとどまらず，医療人としての高い倫理観を持つことが要求されている．薬剤師が医療の担い手としての責務を果たせるかどうかを試される6年制薬学教育改革が始まっている．

（宮本法子）

❷ 基礎化学を重視する教育

（1）ドイツに留学した薬学教育の先駆者たち

1）真贋鑑別と製薬技術者の養成目指す

　明治政府は近代国家建設のため，富国強兵と殖産興業をスローガンとした．そのためには西洋医学の導入が不可欠とされ，1879（明治12）年に医制を公布し，西洋医学を修得した者のみを医師として認め，治療薬も漢方薬ではなく化学薬品を主体とする洋薬を確保することとした．主に輸入に頼っていた医薬品には不良薬品や贋薬が紛れていることも多く，真贋の鑑別と品質を確保するための薬品分析，国産医薬品生産のための製薬技術者を養成することが急務であった．

2）高等教育機関として薬学科誕生

　わが国最初の高等教育機関は，1873（明治6）年に第一大学区医学部に薬学科として誕生した（現在の東京大学）．明治初期のわが国の教育はいずれの分野も当初はお雇い外国人教師が教育に当たり，日本人の教員が助手を務めた．これら日本人助手たちが精力的に外国語の教科書を日本語に翻訳し，教科書を作成した．1874（明治7）年ドイツ留学から帰国した柴田承桂が日本人として初めて東京医学校製薬学科教授に就任した．1887（明治20）年には東京大学医科大学薬学科となり，その初代教授には下山順一郎（生薬学），丹波敬三（衛生化学），長井長義（薬化学）が，助教授に丹羽藤吉郎（調剤学）が就任した．

3）薬学の創始者たち

　柴田は1849（嘉永2）年尾張藩に生まれ，1870（明治3）年大学南校に入学，同年政府の

第一次海外留学生としてドイツ・ベルリン大学のホフマン（A.W. Hofmann）教授のもとへ留学，その後ミュンヘン大学で衛生学を学び帰国した．帰国後，弱冠24歳で製薬学科教授に就任したが，29歳の若さで教授職を辞した．

　下山は1853（嘉永6）年尾張犬山藩に生まれ，1870（明治3）年大学南校に入学，1878（明治11）年東京大学医科大学製薬学科の一期生として主席で卒業した．卒業後も大学に残り，1880（明治13）年製薬学科助教授となった．1883（明治16）年ドイツ・ストラスブルグ大学に官費留学し，生薬学の権威フルッキガー（Flückiger）教授のもとで研鑽を積み，1887（明治20）年6月に学位を得て帰国した．同年7月帝国大学教授に昇任．

　丹波は1854（嘉永7）年神戸に生まれ，1872（明治5）年第一大学医学校に入学，翌年製薬学科が設置されたため薬学に転じ，1878（明治11）年下山とともに卒業した．卒業後も大学に残り，1884（明治17）年ドイツ・バイエルンのエルランゲン大学に私費留学し，衛生化学・裁判化学の研究に励み，博士の学位を取得し，1887（明治20）年帰国した．同年7月帝国大学教授に就任．

　長井は1845（弘化2）年徳島藩に生まれ，1869（明治2）年大学東校に入学，1871（明治4）年に渡欧しドイツ・ベルリン大学へ官費留学した．ホフマン教授の下で研究を進め助手に採用された．学位も取得し，1884（明治17）年に政府の懇願により帰国した．1887（明治20）年医科大学薬学科教授（第3講座薬化学担当）に就任した．

　丹羽は1856（安政3）年佐賀藩に生まれ，1873（明治6）年東京医学校製薬学科に入学，一期生として卒業した．助教授に昇任後，下山，丹波が留学中に製薬学科廃止論を時の文部大臣に直訴して撤回させたり，長井長義を教授に迎えるため自らの教授ポストを譲り，長く助教授で辛抱するなど，気骨のある人物であった．1900（明治33）年から3年間にわたりドイツ・ベルリン大学へ留学し，1911（明治44）年に第四講座として薬品製造学講座が新設された際に教授兼附属病院薬局長に就任した．

4) 明治期に設立された教育機関

　明治期に設置された薬学校で現在まで残っているのは，以下の12校である．
- 加賀藩養生所舎密局（1867年，現・金沢大学医薬保健研究域薬学研究科）
- 第一大学区医学校製薬学科（1873年，現・東京大学大学院薬学系研究科）
- 東京薬舗学校（1881年，現・東京薬科大学薬学部）
- 京都私立独逸学校・薬学講習別科（1884年，現・京都薬科大学）
- 私立名古屋薬学校（1884年，現・名古屋市立大学大学院薬学研究科）
- 私立熊本薬学校（1885年，現・熊本大学大学院医学薬学研究科）
- 第五高等中学校医学部薬学科（1890年，現・長崎大学大学院医歯薬総合研究科）
- 第一高等中学校医学部薬学科（1890年，現・千葉大学大学院薬学研究院）
- 共立富山薬学校（1893年，現・富山大学薬学部）
- 東京薬学専門学校（1902年，現・明治薬科大学）
- 大阪道修薬学校（1904年，現・大阪医科薬科大学）

・東京女子薬学校（1907年，現・明治薬科大学）

5) 基礎化学が重視された背景

　初期の日本の薬学教育者は，ドイツに留学して，ドイツの科学を学んだ者たちであった．当時のドイツでは医薬分業が進んでおり，彼らもそれを学んでいたはずである．

　しかし，明治初期には江戸時代からの「医は仁術」の習慣が残り，医者は診察料ではなく薬代で生計を立てるという医薬兼業の構造が残っていた．そのため，薬学教育は当時必要とされた真贋鑑別と製薬技術の習得が急務であった．次いで品質確保を目指す薬品の分析，さらに国産医薬品生産のための製薬技術など，どうしても基礎化学を重視する必要があった．そのため，帝国大学では調剤学軽視のまま推移することとなる．1939（昭和14）年に創立された京都帝国大学医学部薬学科も同様に，製薬重視の教育が続けられた．

(2) 薬学専門学校の設立

　中堅技術者を養成するために，1903（明治36）年専門学校令が施行された．これによって薬学校は薬学専門学校になった．1916（大正5）年から1941（昭和16）年までに以下の薬学専門学校が設立され，現在に至っている．

- 私立静岡女子薬学校（1916年，現・静岡県立大学大学院薬学研究科）
- 徳島高等工業学校応用化学科・製薬化学部（1922年，現・徳島大学薬学部）
- 星製薬商業学校（1922年，現・星薬科大学）
- 帝国女子医学薬学専門学校（1927年，現・東邦大学薬学部）
- 神戸女子薬学校（1930年，現・神戸薬科大学）
- 昭和女子薬学専門学校（1930年，現・昭和薬科大学）
- 共立女子薬学専門学校（1930年，現・慶應義塾大学薬学部）
- 岐阜市立岐阜薬学専門学校（1931年，現・岐阜薬科大学）
- 東京薬学専門学校女子部（1931年，現・東京薬科大学薬学部女子部）
- 東北薬学専門学校（1939年，現・東北医科薬科大学薬学部）

(3) 第二次世界大戦後の薬学教育

　終戦後，GHQは日本の教育制度の改革を勧告し，1947（昭和22）年3月に学制改革が行われ，6・3・3・4教育制度が採用された．東大と京大の医学部薬学科と薬学専門学校はすべて4年制の新制大学となった．新制大学は「良き一般市民を育成する」ことを教育理念とし，アメリカにおける教養教育（Liberal Arts）を目指し，教養課程と専門課程からなる教育体系となった．

　専門学校が新制大学に昇格したことにより，これまでの講義と実習のみの教育体系から，大学としての研究が加わり，研究施設と設備の整備が急務となった．また，そのため

表5 第二次世界大戦後から2022年までに設立された薬科大学（薬学部）と設立年

設立年	2022年現在の大学（薬学部）名		
1949	大阪大学大学院薬学研究科		
1950	九州大学大学院薬学研究科		
1952	日本大学薬学部		
1954	北海道大学大学院薬学研究院	名城大学薬学部	近畿大学薬学部
1957	東北大学大学院薬学研究科		
1960	東京理科大学薬学部	福岡大学薬学部	第一薬科大学
1962	武庫川女子大学薬学部		
1964	北里大学薬学部	昭和大学薬学部	
1969	岡山大学薬学部	広島大学大学院医歯薬総合研究科	
1972	神戸学院大学薬学部	徳島文理大学薬学部	
1973	城西大学薬学部		
1974	北海道科学大学薬学部	北海道医療大学薬学部	
1975	北陸大学薬学部		
1977	新潟薬科大学薬学部	帝京大学薬学部	
1982	福山大学薬学部		
1983	摂南大学薬学部		
2003	就実大学薬学部	九州保健福祉大学薬学部	
2004	城西国際大学薬学部	日本薬科大学	帝京平成大学薬学部
	千葉科学大学薬学部	武蔵野大学薬学部	広島国際大学薬学部
	青森大学薬学部	徳島文理大学香川薬学部	
2005	奥羽大学薬学部	国際医療福祉大学薬学部	金城学院大学薬学部
	愛知学院大学薬学部	同志社女子大学薬学部	崇城大学薬学部
2006	高崎健康福祉大学薬学部	横浜薬科大学	大阪大谷大学薬学部
	松山大学薬学部	長崎国際大学薬学部	
2007	岩手医科大学薬学部	医療創生大学薬学部	兵庫医療大学薬学部
	姫路獨協大学薬学部	安田女子大学薬学部	
2008	鈴鹿医療科学大学薬学部	立命館大学薬学部	
2018	山陽小野田市立山口東京理科大学薬学部		
2020	岐阜医療科学大学薬学部	国際医療福祉大学福岡薬学部	
2021	和歌山県立医科大学薬学部	湘南医療大学薬学部	大阪医科薬科大学
2022	兵庫医科大学薬学部		

の研究指導ができる教員組織を充実しなければならなくなった．理系の大学教員は博士の学位を持つことが必要要件であったので，学位授与のできる東大，京大の2大学の薬学博士号を持つ出身者たちが新制大学の教員を二分した．

　戦後，多くの新制大学が設立された．薬科大学・薬学部も1949（昭和24）年から新設され，この傾向は1983（昭和58）年まで続いた（**表5**）．国立大学はそれまで医学部薬学科であったが，独立の薬学部として認可されるためには複数学科で構成する必要があった．そこで東大の伊藤四十二教授を中心に薬学部設置基準が検討され，1965（昭和40）年3月に薬学科（薬剤学科），製薬学科（製薬化学科），生物薬学科（衛生薬学科）の3学科で構成する基準が提示された．これに従い，ほとんどの大学が2学科以上で構成されることになった．この結果，大学の新設もあって戦前の学生定員4,000名は一挙に8,000名へと倍増した．1970（昭和45）年前後には私立薬系大学にも大学院が設置され，自前の教員を養成することができるようになったが，教育研究は製薬を目指した基礎化学に基づくものが主流であった．

　また，薬学部・薬科大学が1949（昭和24）年から順次新設され，1983（昭和58）年には国立14，公立3，私立29の46大学となった（1984（昭和59）年〜2002（平成14）年は薬学部・薬科大学の新設はなかった）．

　2000年代に入ると規制緩和により，2003（平成15）年以降，薬学部・薬科大学の新設が相次ぎ，2022（令和4）年までに34校の薬学部が新たに設立され，国立14，公立5，私立58大学（60学部）の77大学79学部となった（**表5**）．その間，2006（平成18）年度入学生より薬剤師国家試験受験資格が6年制薬学科卒業に限定され，臨床薬学を含む本来あるべき薬剤師教育が行われるようになった．

（折原　裕）

❸ 臨床を重視する時代の教育

（1）第二次世界大戦後の新制大学の発足と薬学教育

　第二次世界大戦が終わると，1947（昭和22）年，GHQは，日本の教育制度を改革するために6・3・3・4制の学制を施行した．その結果，東京，京都の2つの帝国大学医学部薬学科と，国立6校，公立2校，私立13校の薬学専門学校はすべて新制大学となった．

1）米国薬剤師協会使節団が勧告

　1949（昭和24）年，GHQの招聘により米国薬剤師協会会長のジェンキンス（Glenn L. Jenkins）を団長とする米国薬学使節団が来日し，薬事諸般を調査した（**写真26**）．使節団は，医薬分業の実施，薬学教育の改革などをGHQに勧告した．

　これを受けて，1950（昭和25）年，大学基準協会は薬学教育基準を制定

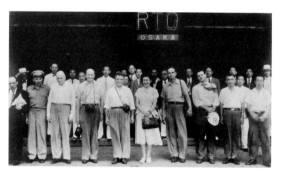

写真26　米国薬学使節団（昭和24年）

し公表した.「薬学教育は薬学に関する知識及び技能を授け,薬剤師,薬学技術者となるに必要な教育を施すことを目的とする」とし,戦後の薬学領域の進歩を踏まえ,生化学,微生物学,免疫学,薬理学,薬剤学,製剤学などが導入されることになった.この薬学教育基準により,薬学教育の目的が,薬剤師および薬学技術者の養成であることが示された.

2) 薬剤師国家試験が初めて実施される

1949(昭和24)年には,戦後最初の薬剤師国家試験が実施された.同年5月に学説試験,学説試験合格者に対して7月に実地試験が行われた.薬剤師国家試験は「薬剤師として具有すべき知識及び技能についてこれを行う」とされ,試験科目は指定されていなかった.試験問題は,学説25問,実地試験は,薬品鑑定3問,調剤3問であった.

(2) 薬学教育の拡充と発展

生化学,薬理学,薬剤学をはじめ,薬学の諸領域の進歩に伴って,薬学教育・研究は,戦前の有機化学を中心とした基礎科学から,医薬品の開発・製造,および医薬品の患者への適正使用まで幅広い領域へと拡大した.このため,新しい学問を取り入れるとともに,多様な人材を養成するための教育が必要になった.

1) 分科制導入で改革へ

1960(昭和35)年,大学基準等研究協議会は,薬剤学科,製薬学科,生物薬学科の3学科(または2学科)で組織する薬学関係学部設置基準要綱を報告した.薬剤学科は主に薬剤師の養成を,製薬学科は薬学研究者や薬学技術者の養成を目的とした学科であった.その結果,多くの大学で薬学部は2学科または3学科の構成となり,学科増により薬学部の学生定員は大幅に増加した.また,1955(昭和30)年以降,多くの大学で医学部薬学科から薬学部として独立した.

1980(昭和55)年,大学基準協会・薬学専門分科会は薬学教育基準を改定し,薬学教育の構成を,基礎薬学分野,応用薬学分野および医療薬学実地研修とした(**表6**).基礎薬学分野は,有機化学,物理化学,生物学の3つの系から成り立ち,応用薬学分野には,従来からの製薬学系,衛生薬学系とともに,薬理学,薬剤学などを含めた医療薬学系が加わった.これ以降,医療薬学系が薬学の分野として定着するようになった.

2) 医療と創薬の研究を目指す

薬学を取り巻く社会の状況も大きく変化した.1974(昭和49)年,医師の処方箋料が引き上げられたことにより,この年から全国で院外処方箋の発行が増加した.1983(昭和58)年,薬局の調剤報酬に指導業務が新設された.1988(昭和63)年,調剤報酬に病院薬剤師による薬剤管理指導業務が新設され,薬剤師の病棟業務が始まった.

1992(平成4)年には,医療法に,医師,歯科医師,看護師とともに「医療の担い手」と

表6　薬学専門教育科目（（財）大学基準協会，1980年）

薬学教育の目的		「薬学教育は，薬学に関する基礎および応用の科学ならびに技術を履修させ，薬学に関する社会的使命を正しく遂行しうる人材を養成することを目的とする.」
基礎薬学分野	有機化学系	有機化学（＊），天然物化学，反応有機化学，有機合成化学，構造有機化学，生物有機化学，錯体化学，無機化学，等
	物理化学系	分析化学（＊），物理化学（＊），放射化学（＊），機器分析学，生物物理化学，量子化学，物性物理化学，等
	生物学系	生化学（＊），機能形態学（＊），薬用植物学，微生物学，微生物化学，免疫学，病理学，病態生理学，病態生化学，組織化学，等
応用薬学分野	製薬学系	生薬学（＊），薬品製造学（医薬品化学を含む），化学工学概論，製剤学，品質管理学，生物医薬品学，医薬品試験法，生物学的試験法，等
	医療薬学系	薬剤学（調剤学・製剤学を含む）（＊），薬理学（または薬物学）（＊），臨床医学概論，薬物治療学，病院薬学概論，医薬品管理学，薬局管理学，薬物代謝・薬物速度論，放射薬品学，臨床化学，等
	衛生薬学系	衛生薬学（公衆衛生学を含む）（＊），毒性学，食品衛生化学，環境科学概論，裁判化学，衛生試験法，等
	応用共通系	日本薬局方（＊），薬事関係法規（＊），薬学概論，医薬品情報科学，医薬品総論，等
医療薬学実地研修		病院実習またはこれに準ずる研修は原則として履修させるものとする.

（＊）に示す薬学共通履修科目を置き，これを必修科目として履修させるものとする.

して薬剤師が明記されるなど，医療における薬剤師の役割も変化した．また，医療・薬学の進歩に対応するために，薬剤師の生涯に渡る研鑽の必要性が重視されるようになり，1989（平成元）年には財団法人日本薬剤師研修センターが設立された.

　また，1976（昭和51）年に特許法が改正され，医薬品の特許が製法特許から物質特許となった．1979（昭和54）年には薬事法（現・医薬品医療機器等法）が改正され，医薬品の品質とともに有効性，安全性の確保が定められた．これらの改正を契機として創薬研究を担う人材の養成が求められるようになった.

3）薬剤師国試も改正へ

　薬剤師国家試験も数回の改正を経て整備された．1965（昭和40）年，実地試験が筆記試験となった．1985（昭和60）年，試験問題の妥当な出題範囲とほぼ一定の問題水準を保つために薬剤師国家試験出題基準が制定され，それ以降，約5年を目途に見直されるようになった．新しい出題基準は1985（昭和60）年秋の第60回の国家試験から適用された．当時の試験科目は，薬理学，薬剤学，薬事関係法規，衛生化学・公衆衛生学，日本薬局方であった．1994（平成6）年，厚労省の薬剤師国家試験制度改善検討委員会が「医療薬学に重点をおいた試験を課す」ことを決定し，1996（平成8）年（第81回）からは，出題分野は，基礎薬学，医療薬学，衛生薬学，薬事関係法規・薬事関係制度の4分野（240問）に整理され，

学説と実地の区分も廃止された.

(3) 臨床を重視する6年制教育

高い資質を有する薬剤師を養成するためには薬学の修業年限を6年に延長すべきとの議論が1970年代から続いていた. 欧米, アジアを含めて多くの国の薬学教育の修業年限は実務実習研修期間を含めて5年以上であり, 日本の4年制は例外的な存在であった.

1) 六者懇談会で検討

1999 (平成11) 年, 文部省 (当時), 厚生省 (当時), 日本薬剤師会, 日本病院薬剤師会の四者による薬剤師養成問題懇談会 (四者懇談会) に日本私立薬科大学協会と国公立大学薬学部長会議が加わり, 六者懇談会が発足した.

六者懇談会では薬学教育の改善と修業年限問題が討議された. その後も様々な場で検討が重ねられたのち, 2004 (平成16) 年, 学校教育法の一部と薬剤師法の一部が改正された. 学校教育法では「薬学を履修する課程のうち臨床に係る実践的な能力を養うことを主たる目的とするものについては, その修業年限は6年とする」とされた. また, 薬剤師法では, 薬剤師国家試験の受験資格が「薬学の正規の課程 (6年制課程に限る) を修めて卒業した者」に変更された. 一方, 薬学研究者など多様な人材の養成を目的とした教育課程は従来どおり4年制とした.

2) 2006年から6年制実施

法改正と並行して教育内容も整備された. 2002 (平成14) 年には, 学生が到達してほしい目標を記した「薬学教育モデル・コアカリキュラム」が公表された. また, 2003 (平成15) 年には, 「実務実習モデル・コアカリキュラム」が公表された. こうして, 2006 (平成18) 年の入学生から6年制の薬学教育が開始された. なお, 2015 (平成27) 年の入学生からは, 薬学領域の進歩に伴って改訂された「薬学教育モデル・コアカリキュラム (平成25年度版)」に基づいた教育となった.

6年制課程卒業者を対象とした薬剤師国家試験は2012 (平成24) 年 (第97回) から実施され, 物理・化学・生物, 衛生, 薬理, 薬剤, 病態・薬物治療, 法規・制度・倫理, 実務の7領域から345問が出題された (必須問題90問, 薬学理論問題105問, 薬学実践問題150問).

(三田智文)

❹ 各主要専門科目の歴史

多くの薬学部, 薬科大学では, 学生は3年次または4年次から個別の研究室 (教室, 分野, 専攻など, 呼称は大学によって様々である) のいずれかに分属し, "研究のイロハ" を体験する機会を与えられる. 大学院と学部が共存するところでは, 研究室には大学院生も

いて，大学院での生活の様子もかいま見ることができる．ここで真摯に取り組みたい研究テーマに出会う者もいれば，自身のロールモデルとなる人物に出会う者もいるだろう．

　その研究室に分属することになった経緯は個人ごとに様々かもしれないが，薬学の研究に触れて，大学院に進学することを決めたり，その先の博士の学位取得を考え始めたりするのも，分属した研究室での経験が基盤となる場合が多い．

(1) 講座制の始まり

　薬学の歴史のなかで，このように教育研究の専門分野ごとに研究室を分ける講座制は，1893（明治26）年，現在の東京大学薬学部（当時は医科大学薬学科）に生薬学（下山順一郎教授），衛生裁判化学（丹波敬三教授），薬化学（長井長義教授）の3講座が設置されたことに始まる．

　この3つの研究室のうち，120年以上を経て，現在も変わらず同じ名前で東京大学に研究室が存在するのは，薬化学だけである．東京大学だけでなく，全国の薬学の研究室は時代とともに，教育研究内容も，また研究室の名称も大きく変化している場合が多い．

　研究室で展開される教育研究の内容は，研究室主宰者の教授の主導で決められるが，その時代のその分野の注目課題，流行の研究方法や技術などを取り入れて編まれることがしばしばある．歴史の長い研究室では，過去に取り組まれてきた教育研究テーマを振り返ると，自ら時代背景も一緒に語ることができるのではないだろうか．

(2) 研究室の移り変わりの背景

　かつては研究室の主宰教授の代替わりは，多くの場合，定年退職する教授が，あるいは教授会や理事会などが，次の新しい教授を指名する形で行われてきた．このため，退職する教授といわゆる師弟関係にある教員が次代教授になることが多く，研究室の研究テーマは連綿と引き継がれていくことが多かったと言えるだろう．

1) 教育研究環境の変化

　しかし，近年は教員を公募して選ぶ形式が一般的になり，退職する教授とはまったく無関係の者が新しい教授として着任することも珍しくなくなった．また，世の中の動向や大学，学部の要望に合わせて新しい研究室が作られたり，長く存在した研究室が主宰教授の定年退職に併せて統廃合されたりする事例もある．

　このような変化の背景には，研究を支える主たる研究費のあり方が，一定額を一律に配給される形から，研究者自らが競争して獲得する形に変わってきたことや，大学の教員など研究者の評価に，出版した論文数と獲得した競争的資金額などの数値による比較が積極的に取り入れられるようになったことなど，教育研究環境の大きな変化があった．

表7　東大と京大の3つの研究室の名称の変遷

年時	〈東京大学〉			〈京都大学〉		
1893年 (明治26)	医科大学薬学科					
	薬化学講座	生薬学講座	衛生裁判 化学講座			
1939年 (昭和14)						医学部 薬品 分析化学講座
1940年 (昭和15)				医学部 有機 薬化学講座		
1941年 (昭和16)					医学部 生薬学講座	
1958年 (昭和33)	薬学部					
	薬化学講座	生薬学講座	衛生裁判 化学講座			
1960年 (昭和35)				薬学部		
				有機 薬化学講座	生薬学講座	薬品 分析学講座
1963年 (昭和38)		生薬学・ 植物化学講座	衛生化学・ 裁判化学講座			
1996年 (平成8)	有機薬科学講座		生物薬科学講座			
	薬化学教室	天然物化学教室	衛生化学教室			
1997年 (平成9)				薬品創製化学講座		薬品機能 統御講座
				薬品分子 化学分野	薬品資源学 分野	薬品機能 解析学分野
	(現在)			(現在)		

2) 大学院重点化も影響

　さらに，1990年代後半からは旧帝国大学を皮切りに次々に大学院重点化が行われ，そのような大学では，教員はすべて大学院に所属し，学部の職務を兼任するという形になった．大学院をメインに据え，研究により一層注力し，研究能力に長けた人材育成を目指す形に変容するのに併せて，講座や研究室の名称を改変せざるを得なかったという大学もある．

　2006（平成18）年には学校教育法および薬剤師法が改正され，薬剤師の国家試験受験資格に至る教育が6年制となり，モデル・コアカリキュラムが設定されて，各大学ではこれを網羅するように教員が配置された．6年制のカリキュラムは臨床実践を重んじるプログラムであり，各大学とも実務家教員が多く着任し，新しい研究室が作られる場合もあった．

(3) 東京大学と京都大学の3つの研究室の変遷を例に

表7は，東京大学薬学部に最初に設置された3つの講座の名称の変遷を，京都大学薬学部の同様の早期設置3講座の名称の変遷とともに表したものである．京都大学に薬学系の講座が作られたのは，東京大学より50年ほど遅れてのことだが，東京大学も京都大学も，最初は医学部の中に作られた講座であった．

1) 京都大学は「製薬化学」重点の講座編成

京都大学医学部に薬学科が設置されたとき，東京大学薬学科は5講座（薬化学，生薬学，衛生裁判化学，薬品製造学，臓器薬品化学）で，京都大学薬学科もそれに倣い5講座であったが，東京大学とは異なり，有機薬化学，無機薬化学，生薬学，薬品分析化学，薬品製造学で，衛生裁判化学，臓器薬品化学はなかった．

その理由は，京都大学薬学科創立当初から医薬品国産化時代を反映して製薬化学に重点を置く医薬品研究を目指した講座編成になっていたからである．薬品分析化学講座は東京大学に先駆けて京都大学に設置された．

2) 研究重点で大講座制へ

1958（昭和33）年，1960（昭和35）年にそれぞれ医学部から独立して薬学部が設置されると各講座も薬学部へと移ったが，その後，大きく研究室の名称が変化したのは，1996（平成8）年，1997（平成9）年の大学院化に伴う再編成の時である．

大学院化はすべての大学で行われたわけではないが，より教育に重心がおかれる学部ではなく，より研究に注力することが期待される大学院を基盤とする体制となり，また大講座制の形がとられた大学も多く，各研究室の名称は多様化することとなった．

（伊藤美千穂）

●参考文献 ⋯⋯⋯

〈第1節〉
1) 西川隆. 古代から江戸・明治・大正・昭和まで. In：日本薬史学会（編）. 薬学史事典. 薬事日報社, 2016. p.12-29.
2) 宮道悦男. わが国薬学教育の変遷. 薬史学雑誌. 1963；**3**（1）：16-21.
3) 湯川次義. 戦後教育改革期における女子薬学専門学校の大学転換に関する一考察. 早稲田大学大学院教育学研究科紀要. 2018；**28**：59-72.
4) 大阪薬科大学. 大阪薬科大学八十年史. 1984.
5) 明治薬科大学. 明薬六十年の歩み. 1962.
〈第2節〉
6) 山川浩司. 薬学教育. 薬史学雑誌. 1996；**31**（2）：143-146.
7) 山川浩司. 薬学教育百年の史的考察. 薬史学雑誌. 1994；**29**（3）：446-462.
8) 西川隆. 東京帝国大学医学部薬学科—人物と事績でたどる「宗家」の責任と挑戦—. 薬事日報社, 2020. p.17-40.
9) 赤木満洲雄. 薬科大学が設立許可になるまで. ファルマシア. 1975；**11**（12）：956-961.

10）兼松顯，山川浩司．日本における薬学教育の変遷と学位問題．学位研究：大学評価・学位授与機構研究紀要．1998．

〈第3節〉

9）奥田潤，西川隆．製薬学者と薬剤師の養成で始まる薬学教育の歴史．In：日本薬史学会（編）．薬史学事典．薬事日報社，2016．p.54-67．

10）山川浩司．国際薬学史　東と西の医薬文明史：医薬分業の変遷・学会と薬学教育．南江堂，2000．p.149-165．

11）辰野高司．日本の薬学：日本の薬学教育．薬事日報社，2001．p.139-145．

12）福島紀子．薬剤師国家試験の変遷．In：日本薬史学会（編）．薬史学事典．薬事日報社，2016．p.362-365．

13）望月正隆．薬学教育協議会の歩み　新しい薬学教育体制の構築．In薬学教育協議会（編）．薬学教育協議会50年史．一般社団法人薬学教育協議会，2010．p.48-60．

〈第4節〉

14）東京大学大学院薬学系研究科・薬学部HP；薬学部概要．
http://www.f.u-tokyo.ac.jp/about/outline.html（最終アクセス日2020年9月8日）

15）京都大学大学院薬学研究科・薬学部HP；薬学部沿革．
https://www.pharm.kyoto-u.ac.jp/outline/history/（最終アクセス日2020年9月8日）

16）京都大学大学院薬学研究科・薬学部　薬友会，非公開資料．

課題─在籍している大学の歴史を知る．地域にある史跡を知る

1. 日本の薬学教育の礎を作った東京大学大学院薬学研究科は，長い間，医学部の中の製薬学科として位置づけられていた．当初から現在に至る名称を調べなさい．

2. 東京大学構内（薬学系総合研究棟東）に下山順一郎博士の銅像が建立されている．日本の薬学の創始者と言われるが，その活躍について説明しなさい．

※解説はp.127を参照

第3章

薬剤師の歴史

　本章では，薬剤師の職能，そして薬剤師を取り巻く環境の変遷について解説する．わが国では，奈良時代から薬草を煎じて病人を治療していた薬師が存在した．現代でいう医師の始まりである．明治初期に，政府は医薬分業を唱えたが，医師側の抵抗により完全な形にはならなかった．1889（明治22）年，「薬剤師」という名称が法的に認められ，その後100年近い時を経て分業は進展したが，明治期から現代に至るまで，薬剤師の業務は大きく変化していった．

❶ 漢方を巡る歴史

　「漢方」という呼称は，江戸時代に輸入されたオランダ医学が「蘭方」と称されたのに対して生じたものである．「漢」は中国の代名詞であり，「方」は方伎，つまりは医術のことで，中国医学を土台としてわが国で発展した医療体系を指している．

　古来，わが国は中国医学に学ぼうと，当時の最先端の医学書を積極的に導入してきた．室町後期から安土桃山時代にかけては独自の医学が萌芽し，江戸時代には隆盛を極めた．江戸期の医学研究は，質，量ともに中国のそれを凌駕していたと見る向きがある．

　明治に入るとドイツ医学を中心とした近代化が図られ，漢方医学は否定され，衰退していった．それでも，民間療法を含めた伝統医学は求められ，一部の医師や薬剤師の努力によって伝えられてきた．漢方エキス製剤が薬価基準に収載されたのをきっかけに，今日では漢方は現代医療の一角を担うようになった．

(1) 中国医学の導入，黎明期の漢方

　平安時代には，わが国でも医学書が編纂され，9世紀に『大同類聚方』，『金蘭方』が編纂されたが失われた．984（永観2）年，丹羽康頼による『医心方』は，現存最古の日本医書であり，中国隋代の『諸病原候論』をはじめ中国医書を大量に引用している．遣隋使，遣唐使による中国医学の導入の集大成とも言える書であり，国宝に指定されている．

　10世紀に入って中国では宋王朝が成立し，基礎的なテキストである『傷寒論』や『金匱要略』，『黄帝内経素問』，『大観経史証類備急本草』などが刊行された．また，『太平聖恵方』や『和剤局方』など医方書も成立した．こうした宋代の医学書を取り入れ，わが国の医学文化は活性化された．鎌倉の僧医，梶原性全が『頓医抄』と『万安方』を編纂し，

南北朝に入ると，有隣が『福田方』を編纂した．

　中国の金元時代には，劉完素，張子和，李東垣，朱丹渓らによる革新的な医学理論が展開した．とりわけ，後二者らの学派は李朱医学と称され，補養，補陰を軸とした理論は，影響が大きく，現代の中医学の基軸もここにあると言える．

　曲直瀬道三は，京都五山の相国寺で学問を学び，1528（享禄元）年関東の足利学校に遊学した．「古河の三喜」と称された関東の名医，田代三喜に師事し医術を得て帰洛した．優れた臨床の手腕を持ち，正親町天皇や，毛利元就，足利義昭らを治療し，織田信長，豊臣秀吉など，時の権力者に優遇された．最新の中国医書の体系的な整理をなし得て，『啓迪集』を完成させた．曲直瀬流の医学は，江戸時代に入っても栄え，後に興った古方派に対して後世派とされた．

(2) 江戸時代の漢方

　江戸中期には，後漢末に張仲景が著した『傷寒論』と『金匱要略』を最重要視した古方派が登場した．以後の漢方の大勢は現在に及ぶまで古方派が占めるに至っている．『傷寒論』は「傷寒」という当時の腸チフス様の急性熱性症状に対する治療法を，六経病という6つの病気のステージに分けて論じたものであり，『金匱要略』は「雑病」とされる傷寒以外の様々な症状に対する治療法を論じたものである．古方派には，名古屋玄医，後藤艮山，香川修庵，山脇東洋，吉益東洞などの名医がいたが，なかでも際立ったのは吉益東洞であり，陰陽五行説を否定し，病は1つの毒から生じるとした万病一毒説を唱え，『傷寒論』，『金匱要略』の条文を処方別に分けた『類聚方』などを著した．

　『傷寒論』は，病の経過に合わせて各々の症状に適した処方を定めている．この適応処方を決める症状を「証」と言い，証と処方が合致して治療方針が決まることを「方証相対」と言う．漢方にも病名は存在し，病名治療をすることも多いが，ことわが国の傷寒論医学においては，方証相対を基本とした随証治療が中心となっていった．病名診断が必須となる西洋医学，近代医学とは異なる特徴を有する．ただし，古い医学に固執していたわけではない．山脇東洋は，伝統的な五臓六腑説に疑問を抱き，1754（宝暦4）年に男子処刑因の屍体の解剖に立ち会って『蔵志』を著した．

　中国人が論理性を尊んだのに対して，日本人は実用性を優先したとされる．医学においても同様だとされ，特定の立場によらず，臨床に役立つものを採用する折衷派が現れた．蘭方を取り入れるものも少なくなく，華岡青洲は，1804（文化元）年に世界で初めて全身麻酔下での乳がん手術に成功した．

　清代に興った文献考証を客観的事実に基づいて行う考証学を，医学分野にまで広げた考証学派が江戸後期に興り，目覚ましい研究成果を残した．多紀元簡，多紀元堅をはじめとする江戸医学館の人々が中心で，伊沢蘭軒，渋江抽斎，小島宝素，森立之らの研究は中国にも紹介され，今日でも参考にされている．

(3) 漢方の廃絶と復興

　明治に入ると新政府は，西洋化を目指し医学においてもはっきりと漢方の廃絶の方針を固めた．1874（明治7）年医制を定め，医学教育は西洋医学に基づくものとし，医師開業試験も西洋医学に準ずるものが出題されることとなった．漢方医としての医術開業の道を残そうと，浅田宗伯らが漢方存続運動を行った．宗伯は年間の患者数が3万人を超えるほどの人気の名医であり，門下の育成と漢方の治療成果を示そうと温知社を設立し，運動を牽引したが，衰退は止められなかった．1895（明治28）年の帝国議会において漢医継続願は否決され，伝統の断絶は決定的となった．

　それでも漢方は一部の人々によって受け継がれ，また，求められてきた．漢方は生薬を煎じることで調製されてきたが，1957（昭和32）年には薬局向けのエキス製剤が発売され，簡便に服用できるようになった．1967（昭和42）年には6品目の医療用漢方製剤が初めて薬価基準に収載され，1976（昭和51）年には大幅に追加収載され，漢方に対する国民の期待に後押しされて急速に普及していった．

　今日では多くの薬学部において漢方についての科学的なアプローチを行う研究室が設置されている．第一薬科大学，横浜薬科大学，日本薬科大学では漢方学科が設けられ，北里大学，富山大学では専門性の高いプログラムが組まれている．伝統医学的な使用法について，科学的な薬効の解明について，臨床上の運用についてなどの漢方について教育，研究は，これからの薬学部にも欠かすことはできない．

（鈴木達彦）

❷ 売薬の歴史

　「売薬」は，医薬分業が謳われた1874（明治7）年の医制に「丸薬散薬膏薬煉薬等のごとき調剤にして，医家の方箋によらず諸人の需に応じて販売するものを謂う」と定義された．つまり，医師の処方箋によって調剤されたものではなく，薬局などで買い求める製剤としたため，広く民衆に広がることとなった．売薬が発達したのは江戸時代の頃であり，医制にみられる定義は，江戸期の売薬の実情を反映したものである．

　販売された薬といっても，当時の売薬は，多くの漢方処方と同様に，いくつかの生薬を配合して散剤や丸剤として調剤されたもの，江戸期には中国書にみられる処方とは異なる処方構成をもつ家伝薬とされるものが多く見られた．また，江戸期の売薬の特徴は，印籠などの小薬器に入れ携帯したり配置薬としたものがあり，携帯性や安定性をもたせた丸薬や散薬などの剤形が多く見られた．

(1) 売薬処方のおこり

　中世以降，古代律令制下で官医であったものが下野して医療活動を行ったり，中国から

帰朝した僧侶が医療を担い，医療の庶民化がもたらされた．この頃，中国から導入された医学は，中国の処方集である『和剤局方』に基づくもので，戦乱期になると荘園制が解体されて経済的基盤が失われた寺院が，収入源の確保として配合薬を製造した．

　一方では，それらは庶民層への施薬として宗教活動に利用された．『和剤局方』の処方に用いられる生薬には当時入手することが難しいものや，麝香や牛黄といった高貴薬なども含まれており，当初は贈答用であった．西大寺の「豊心丹」や唐招提寺の「奇効丸」などは，のちに売薬として製造された．

(2) 局方派と金瘡治療

　室町中期に入ると，『和剤局方』の医学に加えて，中国に渡った僧侶らにより，次々と新しい医学が輸入された．用いる処方も症状にあわせて処方を選ぶものばかりではなく，基本的な処方を設定し，細かな病状の違いは生薬を加えたり減らしたりする加減方を採用することで，多様な構成をもつ処方を運用するようになっていった．

　また，室町期には刀傷など軍陣外科を専門とする金瘡医が出現した．気つけ薬，疵洗薬，疵癒薬，血の道薬，膏薬類が発達し，入手が困難な生薬は代替品を用いた．さらに，戦場下で用いるために，散剤や膏薬などの携帯しやすい剤形が採用された．そのほか，漢方薬で一般的な煎じ薬は，抽出が容易な振出しで調製されることもあった．処方構成の多様化と携帯性に優れた剤形が採用され，売薬に応用された．

　金瘡医学の代表的な処方である山田の振出し薬は，濃州山田振薬，松永弾正の振薬とも言われる．産前産後に用いられ，江戸時代には婦人薬の処方となっていった．代表的な婦人薬，産前産後の売薬である「実母散」は山田の振出し薬の処方構成に近い．このような金瘡医学における処方から婦人薬への転換がおこったことは，室町後期より続いた戦乱期から江戸時代の安定期へと社会構造の変化があったことも背景にある．

(3) 江戸時代の売薬文化

　江戸時代の売薬の特徴は，多様な種類と販売形態を有し，広く民衆に浸透していたことにある．江戸期の安定した社会と市場経済の活性化を背景にし，特に享保期の殖産興業の政策による影響が大きい．

　寺社薬から売薬化したものの代表は「豊心丹」である．寺社薬は信仰によりこれを求める人もいたし，参拝を行った折の土産物として買われることも多かった．お伊勢参りでも，土産物として「万金丹」が全国的に知られる売薬となった．

　生薬を配合して売薬の製薬を行うものを合薬屋と言うが，薬種商がこれを兼ねることも多かった．小田原の「外郎薬」は，宣伝のため歌舞伎の脚本に組み込ませた．市場経済の発展をよりどころとした広告による宣伝効果により，売薬は販路を拡大していった．

　売薬の販売は店舗販売だけでなく，行商によっても行われた．ガマの油売りなど見世物

をして露店で販売する香具師もあった．定斎薬と言われた「延命散」や「枇杷葉湯」は暑気あたりの薬として市街で販売された．越中富山の「反魂丹」は行商によって販売され，配置販売の形式を採用した．

　売薬が広く民衆に行き渡ったことで，民衆の健康観，疾病観の形成を促したという側面もある．当時の売薬の効能にしばしば見られる疳の虫，疝気，血の道症，気つけといった独特な疾病概念が民衆に根付き，薬籠などに入れて携帯したり，配置薬として常備薬にもされ，日常的な健康管理に生かされていった．

　一方で，売薬処方は中国の処方とは異なる独自の構成を持つものが多く，なかには家伝として秘匿性を持つものがあり，神秘性を持たせるために処方の由来に神仏を登場させるものがあった．独特な疾病観から導かれた万能薬的な効能は，明治以降におこる医学の近代化の中では受け入れられないものとなってしまう．

(4) 明治期以降の売薬―売薬への政策と福沢諭吉の売薬論―

　明治に入り，新政府は江戸時代に隆盛した売薬が存在することを快く思わず，1870（明治3）年「売薬取締規則」を布告し，売薬の取り締まりに乗り出した．所管を大学東校とし，神仏や家伝秘方を冠することを禁じ，薬方，用法，効能，定価など詳細に記載した願書を大学東校に提出して免許を受けることを命じた．当時の売薬には洋方もあったが数は少なく，多くは旧来の和漢薬であったが，ドイツ医学重視の方向に進むなか和漢薬は無効視されるようになった．これ以後も税制上のことなど，売薬業者には不利な政策が続いた．

　しかしながら，厳しい中でも多くの売薬が発売され，民衆に支持された．売薬取締規則が発布され，官許売薬第1号となったのは「守田宝丹」である．目薬では岸田吟香の「精錡水」がある．吟香は精錡水を新聞広告で積極的に宣伝した．

　売薬業者が繁盛するなか，福沢諭吉は時事新報に売薬を非科学的なものとして批判的な論説を展開した．福沢は蘭学者，緒方洪庵の私塾である適塾で学んでおり，医学についての造詣も深い知識人であった．特に吟香の精錡水は中心的に非難され，訴訟問題にまでなった．精錡水の主成分は抗炎症作用のある硫酸亜鉛であり，批判は厳し過ぎるように思われるが，当時の売薬の広告は行き過ぎていたこともあり，福沢の主張はそれらを戒める面もあったとされる．

　このような状勢のなか，明治政府の売薬政策に疑問を抱くものは薬学者のなかにも現れた．日本薬剤師会第2代会長・下山順一郎および第3代会長・丹波敬三，下山の弟子の池口慶三らは売薬を無効とする制度の改正を望んでいた．活発な陳情により，1914（大正3）年「売薬法」が成立した．「売薬法」では毒薬，劇薬について行政官庁が危害のおそれがないことを認めた場合には配合が許された．また，売薬営業者の資格が限定され，薬剤師，薬剤師を使用するもの，医師でなければ調製し販売することを禁じた．これにより，売薬処方の配合は拡張して内容を改善することが可能になり，薬剤師は売薬の製造，販売に積

極的に関わるようになった.

（鈴木達彦）

❸ 医薬分業の歴史

(1) 医薬分業のルーツと薬剤師制度

1) ヨーロッパにおける医薬分業：1240年〜

　今から800年前，神聖ローマ帝国のフリードリヒⅡ世（Friedrich Ⅱ）は，医師と薬剤師の職種の役割を明確に区別する必要性から，1240年に5ヵ条の法律（医薬法．薬剤師大憲章と呼ばれることもある）を定め，医師が薬局をもつことを禁じ，薬の処方と薬剤師の調剤を分離した．これが医薬分業と薬剤師制度のルーツとされている．

2) 明治時代「医制」に始まった日本の医薬分業：1871（明治4）年〜1874（明治7）年

　わが国における医薬分業は，明治時代の初めにようやく始まる．明治政府は，当時最も進んでいたドイツの医療制度を輸入するため，1871（明治4）年，ミュルレル（Leopold Müller）とホフマン（Theodor E. Hoffmann）の2人の医師を招聘した．

　2人は「ドイツの医制を参考として日本の医療制度を確立するのであれば，専門家を招聘して薬学教育を行うことである」と進言．また，医師が医薬を兼業する日本の医療の状況を厳しく非難し，医療は医師と薬剤師を両輪として成り立ち，薬学教育が急務であることを政府に強く進言した．1874（明治7）年，2人のドイツ人医師の進言により，明治政府はドイツの医療制度にならい，わが国最初の医事法規「医制」を公布，わが国に医薬分業の実施を掲げた．

(2) 医薬分業推進活動における3つの転機

1)「薬律」の制定，日本薬剤師会設立：1874（明治7）年〜1893（明治26）年

　第1の転機は，1889（明治22）年「薬品営業並薬品取扱規則」（薬律）が制定されたことである．これにより本格的な薬事制度が導入され，「薬局」，「薬剤師」の呼称が用いられるようになった．薬律第1条では「薬剤師とは，薬局を開設し医師の処方箋により薬剤を調剤する者をいふ」と明記された．しかし，附則において「医師は自ら診療する患者の処方に限り（中略）自宅において薬剤を調合し販売授与することを得」とされ，薬律第1条は有名無実となり，医師からの処方箋交付はほとんど進まなかった．

　薬剤師は，1891（明治24）年の薬律改正による医薬分業制度の確立や，1893（明治26）年の日本薬剤師会設立により，その実現闘争を展開した．しかし，これ以降，医師の「医

薬兼業」の医療体制が100年以上継続し，これを変えて「医薬分業」を実現することが薬剤師の悲願となった．

2) 戦後の分業闘争，医薬分業法の法的整備：
1949（昭和24）年〜1956（昭和31）年

　第2の転機は，戦後の1949（昭和24）年GHQ（連合国軍最高司令部）の招聘により来日した米国薬剤師協会使節団の「医薬分業実施勧告」である．GHQのサムス（Crawford. F. Sams）准将は，「日本では医師が薬を売り，歯医者が金（キン）を売る．そして，薬剤師は雑貨を売っている」と述べ，法に基づく強制医薬分業を勧告した．

　その後，1951（昭和26）年に厚生省は強制医薬分業法案を国会に提出，賛成派と反対派が激しく国会で対立するなか，一旦は施行が決まった．しかし，強制医薬分業の実施を阻止しようとする医師会などの動きは激しく，強制医薬分業法を骨抜きにするための同法一部修正案が国会に提出された．これに対し，日本薬剤師会は「医薬分業実施期成全国薬剤師総決起大会」を開催し，全国から8,000人が集結，デモ隊は厚生省，国会議事堂に集結し，陳情した（**写真27**）．

　しかし，1955（昭和30）年強制医薬分業法一部修正案が国会に提出，可決された．修正により医師の処方箋交付義務は大幅に緩和され，例外規定として，患者の希望や治療上問題がある場合は医師にも調剤を認める（医師法第22条）事実上の任意医薬分業法となり，1956（昭和31）年4月実施となった．医薬分業法は，"骨抜き法"との批判の声があったが，その後の医薬分業運動の法的根拠となっていく．

3) 処方箋料の大幅引き上げ，「医薬分業元年」：
1959（昭和34）年〜1974（昭和49）年

　1959（昭和34）年〜1961（昭和36）年にかけて，健康保険法などの改正により「国民皆保険体制」が整備され，保険薬局，保険薬剤師の新制度が設けられた．調剤報酬点数表が設けられ，医薬分業を前提とした新診療報酬体系が定められた．

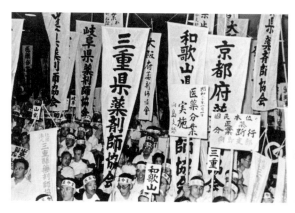

写真27　医薬分業実施期成全国薬剤師総決起大会で医薬分業実施延期に反対する薬剤師
（昭和29年11月29日，東京・神田共立講堂）
出典：秋葉保次，中村　健，西川　隆ほか．医薬分業の歴史．薬事日報社，2012, p.111.

　日本薬剤師会は，国の政策として医薬分業を推進する施策を要請し続けた．そのような動きのなか，1972 (昭和47) 年，当時の日本医師会武見太郎会長と日本薬剤師会石館守三会長が「医薬分業の推進」の合意に至った．この合意を受けて，厚生省は，1974 (昭和49) 年の医療費改定において医師の処方箋交付料を60円から，一挙に500円に引き上げた．これを機にして，医療機関の院外処方箋の発行が進み始めることとなった．

　こうした日医・日薬・厚生省の動きは，第3の転機として，1974 (昭和49) 年の医薬分業の躍進の原点となった「処方箋料の大幅引き上げ」につながり，この年は後に「医薬分業元年」と言われるようになった．

(3)「医薬分業元年」以降：1974 (昭和49) 年〜

1) 分業率0.6%から始まる

　医薬分業率（外来患者に係る院外処方箋の割合，処方箋受取率とも呼ばれている）は，1974 (昭和49) 年0.6%，1979 (昭和54) 年3.5%と低調であった．1979 (昭和54) 年50%達成を目指していた厚生省は，医薬分業推進，処方箋受け入れ体制整備の予算増額など，テコ入れを行った．また，1981 (昭和56) 年以降，薬価基準改定により薬価の大幅の引き下げが実施され，医療機関の収入源であり，院外処方箋の発行を阻害していた「薬価差益」は急速に縮小していった．

2) 国立病院が院外処方箋発行

　1985 (昭和60) 年地域医療計画に薬局が登場し，医薬分業推進モデル事業が実施された．1997 (平成9) 年厚生省が37のモデル国立病院に対して完全分業（医薬分業率70%以上）を指示した．同時に，外来調剤主体の病院薬剤師業務を病棟業務主体に変革し，「入院調剤技術基本料」を新設して後押した．また，モデル病院が存在する地域薬剤師会に対し，備蓄薬の確保など処方箋受け入れ体制の整備を行った．1997 (平成9) 年以降，院外処方箋の発行が急速に進み，2003 (平成15) 年に初めて全国の医薬分業率が50%を超えた．

3)「医療の担い手」明記で進展

　平成の30年間（昭和63年〜）では，1992 (平成4) 年の第二次医療法改正で薬剤師が「医療の担い手」に規定されて以降，分業は急速に進展した．医薬分業率は10.6%から74.0%（平成30年），薬局数3万6,142件から5万9,138件（平成29年），薬局薬剤師数4万5,963名から17万2,142名（平成28年），薬剤師総数14万3,429名から30万1,323名と，医薬分業率の上昇とともに，薬局数および薬剤師数は飛躍的に増加した．

　さらに，2004 (平成16) 年には薬学教育6年制が国会で成立し，2006 (平成18) 年の改正医療法により薬局が医療提供施設となり，薬局・薬剤師の医療における法的位置づけが明確になった．

4) 現在の状況―より患者に寄り添うことが必要

　2019（令和元）年度の医薬分業率は74.9％に達し70％を超え，1年間に全国で発行された処方箋の枚数は8億1,802万枚，調剤報酬は7兆3,697億円（うち調剤技術料1兆8,000億円）にのぼっている（**図18**）．

　2015（平成27）年，厚生労働省は「患者のための薬局ビジョン」を示し，医薬分業のこれまでの経過，今後の姿を述べている．その中で，医薬分業とは「医師と薬剤師がそれぞれの専門分野で業務を分担し，国民の質的向上を図るものであり，医師が患者に処方箋を交付し，薬局の薬剤師がその処方箋に基づき調剤を行うことで有効かつ安全な薬物療法に資するものである」としており，医薬分業の意義は大きく，医薬分業率も一貫して上昇してきたと述べている．処方内容のチェックによる医薬品適正使用など，患者が医薬分業のメリットを享受でき，患者本位の医薬分業の実現，かかりつけ薬剤師・薬局の機能の発揮が課題とされている．

　現在の状況は，院外処方箋発行による処方箋調剤が当たり前のようになっているが，医薬分業制度の実現に至る道のりは薬剤師が誕生した明治期から100年以上の歳月を要した，長く険しく，まさに苦難の歴史であった．先達がどのように想い，努力し，どのような経過を経て現在に至ったのか，ぜひ学んでほしい．

（日野寛明）

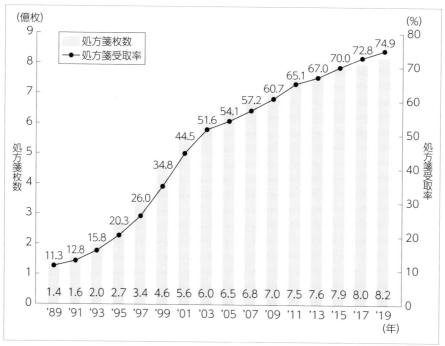

図18　処方箋枚数と処方箋受取率
出典：日本薬剤師会「日本薬剤師会の現況2020-2021」

❹ 薬局薬剤師の歴史

(1) 薬剤師の誕生まで

　有史以来，人々は生活に必要な薬を五感で選び，また時代に応じた仕組みを通じて手に入れ，体を癒してきた．明治期に薬局・薬剤師が誕生するまでは，寺院や薬種屋，薬店，薬舗，置き薬など，様々な販売形態を通して薬草の目利きにより薬が提供されていたが，品質には多くのばらつきがあった（**写真28**）．また，明治期前後からは西洋式医療が流入し，海外から多くの洋薬が輸入されたが，偽薬や品質が著しく劣るものが流通し，人々の健康を害することもあった．

　明治期以降，薬の販売形態は大きく変化する．1870（明治3）年の「売薬取締規則」の制定に始まり，1889（明治22）年の「薬品営業並薬品取扱規則」（薬律）によって，薬種商としての売薬業者と業務内容が区別されることとなった．薬舗開業試験の合格者は「薬剤師」として登録，「薬局」の開設が認められ，その業務は「処方せん調剤」と「医薬品の製造及び販売」と定められた（**写真29**）．

　ヨーロッパで誕生した薬剤師の職能を実現するため，日本では欧米の医療・医事制度にならい1874（明治7）年に公布された医制のもとにその役割を果たすことが期待された．当時，医療者という概念が薬剤師には与えられず，永年，漢方医学など医師による医薬の兼業が行われていたこと，初期は薬剤師数が医師数に見合わなかったことから，分業にならず，他の要素も加わり，薬局の構えなどを整えていったが100年以上を経ても薬局薬剤師は処方箋による調剤の業務ができずにいた．

(2) 薬局薬剤師の業務と使命観

　巷にはそれまで様々な薬の取扱業者がいたが，それぞれが人々の日常生活に寄与した仕

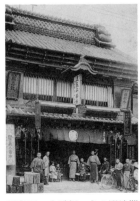

写真28　金看板つきの明治期までの薬店

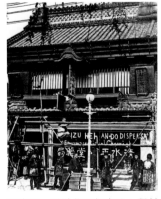

写真29　西洋化で処方せん調剤の構えを整えた大正前期の薬局

組みを持っていた．これらの業者はその後の法律改正により特例販売業，薬種商から店舗販売業などへ名称の変更などがあったものの，制限のある医薬品の販売などが認められているため，現在の法律下においても様々な名称で営業している．これらの中には薬局併設の形で処方箋調剤を行っているところもある一方，調剤薬局を標榜し，調剤に特化する薬局も多くなっており，一般の人々には区別がつきにくい状況となっている（**写真30**）．

　1972（昭和47）年に医薬分業推進政策がとられると，ファミリービジネスであった薬局は大きく様変わりした．医薬分業が進まないなか，薬局薬剤師は主に一般用医薬品を取り扱い，工業薬品，農薬，雑貨などの販売を主に生計を立てていたが，習得した多くの知識・技能・知恵をもって様々に地域貢献をし，人々からの信頼，信用を獲得した薬剤師も多かった（**写真31**）．

　明治期の適切な医薬品提供を目的とした「物」を対象とする薬局薬剤師業務は，その時代背景を映しながら変化してきた．現在では，情報の管理や適切かつ的確な情報とともに，患者や顧客の状況を把握し，薬の専門家としての判断に基づき，患者や顧客に寄り添った医薬品や情報の提供が求められている．

（3）薬局薬剤師のこれから

　これからの薬局薬剤師には，医薬品の適正使用や医薬品情報の提供に際して，個々の患者や顧客に応じた対応が求められる．特に近年の急速なIT機器類やインターネットの発達によって，専門家以外でも医薬に関する詳細な情報を得ることが可能な時代となった．しかし，玉石混淆の情報から自分に適した正確な情報を選別することは容易ではない．薬局での対面業務においては，個々の患者や顧客に対応する医薬品選択時のアドバイスや医薬品使用時の工夫，有用な情報の提供などオーダーメイドの対応がより一層求められることになるであろう．さらに，添付文書の電子化に伴い，PTPシートなどのバーコードから医療用医薬品の添付文書にアクセスが可能となり，薬剤師はそれ以上の価値ある情報を提供する必要がある．

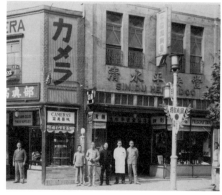

写真30　調剤薬局を表示した昭和期の薬局

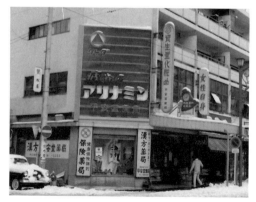

写真31　保険薬局と表示した分業直後の薬局

　2014（平成26）年には「薬局の求められる機能とあるべき姿」が公表され，2015（平成27）年には「患者のための薬局ビジョン」により「門前からかかりつけ，そして地域へ」「要指導医薬品及び一般用医薬品を含む必要な医薬品の供給拠点であると同時に，医薬品，薬物療法等に関して安心して相談できる身近な存在であること」が示された．さらに「健康情報拠点薬局（仮称）の在り方に関する検討会」での検討を経て，2016（平成28）年には地域住民による主体的な健康の維持・増進を積極的に支援するための取り組みを行う「健康サポート薬局」が制度化された．

　また，2019（令和元）年の医薬品医療機器等法改正では，薬局の定義に従来の調剤業務に加え，「薬剤及び医薬品の適正な使用に必要な情報の提供及び薬学的知見に基づく指導の業務」が加わり，患者が自身に適した薬局を選択できるよう，かかりつけ薬剤師・薬局における機能に着目した「地域連携薬局」，また高度薬学管理機能に着目した「専門医療機関連携薬局」の都道府県知事による認定制度が導入された．同時に，薬剤師法第25条の2第2項が新設され，「患者の当該薬剤の使用の状況を継続的かつ的確に把握する」ことが盛り込まれ，医療者としての薬剤師への期待はますます高まっている（**写真32**）．

　一方，2019（令和元）年からのコロナ禍の影響もあり，オンライン診療およびオンライン服薬指導の動きも活発化するなど，「対面」業務にも新たな潮流がみられる．

　患者のために，医師と独立性のある優れた関係を作り，巾井においては行政との連携による学校薬剤師の環境検査改善，井戸の飲料水検査など災害時や感染病流行時などの衛生環境への寄与，さらに薬学生実務教育への協力など，未来志向の関心も忘れてはならない．健康に関わる身近な存在である地域薬局，薬局薬剤師は，地域住民と同じ環境にある地域の一員でもある．そのため，地域に潜在する健康，環境に関わる人々の問題点も掘り起こし，薬の専門家として地域に貢献する意欲も必要である．

　処方箋調剤および地域の保健に関わる業務はもとより，医師のみならず他の医療関係者，介護関係者と連携することで，高品質な健康サービスの提供のため努力と研鑽を積み，人々からの信頼につなげていくことは，今後の薬局薬剤師業務の発展に不可欠である．

（清水真知）

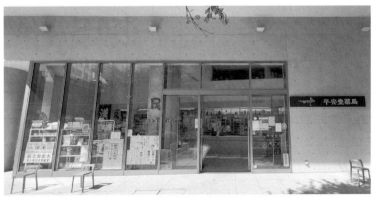

写真32　令和期の薬局

❺ 病院薬剤師の歴史

（1）明治〜昭和初期の病院薬剤師の活動

　明治以前の日本は漢方医学が主流で，薬の調剤は医師の兼業で行われていた．江戸中期にオランダの蘭方医学が導入され解剖や外科手術が行われたが，蘭方医学塾でも薬室業務は医師の兼務で，独立した薬学は存在しなかった．幕末の1861（文久元）年オランダ海軍軍医ポンペは，長崎に初めての本格的な西洋式病院とされる養生所（精得館と改称，のちの長崎医学校）を開設した．1868（明治元）年明治政府は西洋医学を全面的に採用する布告を出したことで，医療体制は全面的に西洋化され，「病院」という新しい概念も広まった．各地に官公立病院が設立され，西洋薬の需要と輸入は増加し，病院薬局も誕生したが，初期の病院薬局は薬剤師不足のため医師の監督下に置かれていた．

　1874（明治7）年，「医制」の公布により医薬分業の実施が掲げられ，医師と薬舗（薬局の前身）の開業試験による免許制度が導入された．薬学教育は1873（明治6）年，第一大学区医学校製薬学科（現・東京大学薬学部）で始まったが，西洋薬の真贋鑑定と製薬が目的であり，薬剤師養成への関心は薄かった．1880（明治13）年薬舗主を速成するため製薬学科（5年制）に新たに別課製薬学科（3年制）を設けたほか，各地に薬学校が設立され，私立の薬学校も設立された．しかし，医師の調剤が慣例のため医薬分業は実施されず，開業試験を受ける薬舗主（薬剤師の前身）はわずかであった．

　1889（明治22）年「薬品営業並薬品取扱規則」（薬律）が公布され，薬舗を薬局，薬舗主を薬剤師と改称，薬剤師職能が規定されたが，薬剤師は少なく医師の調剤権が認められた（全国の医師約4万人に対して約2,500人）．一方，製薬学科と別課製薬学科の卒業生は，各地の招聘により医学校，薬学校の教授や付属病院の薬局長となって活躍し，病院薬局の形態は次第に整い始めた．

　1890（明治23）年，のちに東京大学医学部付属病院初代薬局長となった丹羽藤吉郎（製薬学科 第一回生）らは「全国公私立病院薬局長会議」を初めて召集した．参加者の過半数は医師であったが，薬局の整備と調剤方法，医薬分業の受入体制整備など，病院薬局の方向性が示された．1917（大正6）年，丹羽ら4大学病院薬局長により，"調剤技術の交換と統一"を目的に「全国官公立病院薬剤部長協議会」が開催され，注射薬調製法，薬品試験，製剤の基礎的問題も討議された．この協議会は，後に日本薬学会主催の「病院薬剤部長協議会」となり，1975（昭和50）年「病院薬局協議会」に改称，1996（平成8）年から日本病院薬剤師会（1955年設立）が主催し現在に至っている．この間，調査研究を掲載した薬剤部長会年報（のちの『薬剤学』）の発刊，調剤技術統一のための基準作成は1955（昭和30）年の『調剤指針』完成につながった．昭和初期の多くの病院薬局は調剤室のみしかなく，製剤室や注射調製室があるのは少数で，医薬分業が進まなかったため，病院薬剤師は外来患者の調剤も担当し，調剤技術は病院薬剤師により独自の発展を遂げた．

(2) 外来調剤主体の業務 (第二次世界大戦後〜1960年代)

　戦後は連合国軍最高司令部 (GHQ) により医療保健体制の改革が始まり，1948 (昭和23) 年近代的な医療体制を導入するため医療法が公布され，病院薬局は病院長の下でその一翼を担うことになった．同時に薬剤師の人員配置基準 (調剤数80またはその端数を増すごとに1人) が定められた．1949 (昭和24) 年に来日した米国薬剤師協会使節団は，医薬分業の実施を強く勧告した．病院薬局を初めて視察し，薬事委員会設置，医薬品情報 (Drug Information：DI) 活動，病院薬剤師の定期的会合などの勧告を行った．「医薬分業法」は，紆余曲折を経て1956 (昭和31) 年に施行されたが，医師の処方箋発行義務には例外規定が設けられた．

　1955 (昭和30) 年病院薬剤師の職能団体である日本病院薬剤師協会 (日本病院薬剤師会の前身：以下，日病薬) が設立された．当初は日本薬剤師会 (1893年設立：以下，日薬) に属する団体であったが，1971 (昭和46) 年社団法人として独立団体となった．1990 (平成2) 年病院薬学を研究領域とする「日本病院薬学会」を設立し学会誌『病院薬学』を発行，その後2001 (平成13) 年に学会名を「日本医療薬学会」，学会誌を『医療薬学』に改称した．1961 (昭和36) 年に国民皆保険制度が確立し国民が受診する機会も増え，1962 (昭和37) 年国立学校設置法改正により病院薬局は薬剤部に改称された．この頃の病院薬剤師業務は，大病院では院内製剤も行われていたが，外来調剤が主体で，散剤を調剤し分包する計量調剤が多く時間を要した．その後，錠剤・カプセル剤が製造され，1970年代には計数調剤へ移行し調剤業務は合理化された．

(3) 新たな業務の展開：DI, TDM, GCP (1970〜80年代)

　1960年代のサリドマイド薬害を契機に，医薬品情報とその伝達の重要性が注目され，医療安全対策として医薬品情報の国際的な収集・評価・伝達体制が求められた．この頃，米国病院薬剤師により医薬品情報 (DI) 活動が開始され，日本でも1962 (昭和37) 年に提唱されてからにわかに注目された．1971 (昭和46) 年「病院におけるDI活動の業務基準」が制定され，医薬品情報業務は病院薬剤師の新たな業務として普及し，今日に至るまで医薬品適正使用の要となっている．

　1981 (昭和56) 年診療報酬改定で治療薬物モニタリング (Therapeutic Drug Monitoring：TDM) に関する「特定薬剤治療管理料」が新設され，薬物血中濃度の測定が投与量の適正化・個別化に寄与することになった．1988 (昭和63) 年中心静脈注射の「無菌製剤処理加算」が新設され，2年後には点滴注射も算定対象となった．

　1985 (昭和60) 年12月厚生省 (当時) は「医薬品の臨床試験の実施に関する基準 (案)」(Good Clinical Practice：GCP案) を公表 (1997年新GCP公布) した．被験者の人権と安全性確保のための基準であり，薬剤師は治験審査委員会事務局や治験コーディネーター (Clinical Research Coordinator：CRC) として重要な任務を担うことになる．

(4)「対物業務」から「対人業務」への転換 (1980〜90年代)

　米国では患者志向のクリニカルファーマシー (Clinical Pharmacy：CP，臨床薬学) の概念が1960年後半に誕生し，日本でも1970年代に一部の病院薬剤部でCPの実践に向け病棟業務が始まった．1974 (昭和49) 年処方箋料が50点に大幅引上げとなり，医制の公布以来100年にして医薬分業の進展が図られた．1980年代には薬価差が問題となり大幅な薬価引き下げも行われたため，医療機関の院外処方箋発行率は徐々に増加し，外来調剤主体の病院薬剤師業務は変革を迫られた．一方，次第に広がりつつある病棟業務は，1988 (昭和63) 年の診療報酬改定で，施設基準適合病院 (DI室を有し専任薬剤師2名以上でDI業務実施の300床以上の医療機関) に「入院調剤技術基本料」100点が新設された．これはDI業務をベースにした入院患者への服薬指導などの病棟業務に対する評価であり，薬剤師業務は「対物業務」から入院患者対象の「対人業務」へと大きく転換していくことになる．1994 (平成6) 年名称が「薬剤管理指導料」に変更され，施設基準も大幅に緩和されて最大600点となり，増点し現在に至っている．1992 (平成4) 年第二次医療法改正で薬剤師は「医療の担い手」と明記され，医師と同等の責任を負うことになった．また病院を機能別に3分類し，特定機能病院では施設基準にDI室設置が義務づけられるとともに，薬剤師の人員配置基準に初めて入院患者数が盛り込まれた．さらに1998 (平成10) 年病棟業務の増大や調剤技術の進歩等により，入院患者数を考慮した基準の見直しが行われ，暫定的に「外来処方箋75枚に1人，一般病床の入院患者70人に1人」が標準となり，現在に至っている．

　1988年頃，米国でファーマシューティカルケアの概念が提唱され，WHOは"薬剤師の行動の中心に患者の利益を据える行動哲学"と定義し，世界に広がった．これは薬剤師業務の方向性を示すものであり，従来のCPを発展させ"患者QOLを最優先"する業務を目指すことになる．1997 (平成9) 年薬剤師法改正による第25条の2の「患者への情報提供の義務化」は，この行動哲学に沿うものであった．

(5) 医療安全への取り組み (1990〜2000年代)

　1993 (平成5) 年薬物相互作用によるソリブジン薬害では，医薬品情報伝達の不備，安全性情報に対する医療関係者の認識不足，患者への情報提供のあり方が問われ，これを契機に「医薬品の適正使用」が重要なキーワードとなった．薬学的ケアにより薬物療法の副作用等を回避・軽減した事例を日病薬はプレアボイドと称し，1999 (平成11) 年報告制度をスタートさせた．また同年に発生した消毒薬誤使用などの医療事故多発により，日病薬は再発防止に向け緊急対策を講じ，病院薬剤師は医療機関内のすべての医薬品の適正使用と安全性確保に取り組むこととし，当時の「くすりあるところに薬剤師あり」の名言が病院薬剤師の背中を押すことになった．

(6) 専門薬剤師制度の発足と認定制度の第三者認証 (2000年代)

　2006（平成18）年，医療人としての薬剤師の養成を目指す薬学教育6年制が始まり，その前年に日病薬は専門薬剤師制度を初めて創設した．対がん総合戦略や院内感染対策への対応から，高度な知識と技能を持つ薬剤師の育成が急務となり，がん・感染制御領域の専門薬剤師の認定が始まった．以降，学会・団体も加わり領域は拡大し，専門薬剤師は数多く誕生している．薬剤師の生涯学習は，1989（平成元）年に日本薬剤師研修センターが設立されてから組織的に行われ，認定制度は，1994（平成6）年ジェネラリストとして総合的職能向上を目指す研修認定薬剤師制度の発足に始まり，領域別の認定薬剤師制度も相次いで発足している．2005（平成17）年各種認定制度の第三者評価機関である薬剤師認定制度認証機構（CPC）が設立され，基準に適合する認定制度を認証している．一方，2002（平成14）年には卒後研修の1つである薬剤師レジデント制度が一部の病院で始まり，その取り組みは全国に広がりつつある．

(7) チーム医療の推進と新たな業務変革 (2010年代～現在)

　2000年代初めにがん治療から始まった患者中心のチーム医療が広がるなか，2010（平成22）年厚生労働省医政局長通知「医療スタッフの協働・連携によるチーム医療の推進について」が発出され，処方提案や薬学的管理，薬物の血中濃度や副作用のモニタリング等に基づく副作用の発現状況や有効性の確認など，医師の負担軽減と医療の質向上のため薬剤師ができる業務が例示され，個々の患者の薬物療法へのより積極的な参加が求められた．2012（平成24）年「病棟薬剤業務実施加算」の新設は，患者への投薬前に行う処方提案などが薬物療法の質向上に寄与した場合に算定されるもので，これまでの投薬後に行う薬剤管理業務とは異なる業務であり，病院薬剤師にとって新たな変革の一歩となった．また2014（平成26）年の薬剤師法改正で第25条の2が「情報提供および必要な薬学的知見に基づく指導義務」に変更されたことで，入院患者への管理指導業務等の徹底が図られることになった．2019（令和元）年厚生労働省の「医師の働き方改革を進めるためのタスク・シフト/シェアの推進に関する検討会」では，薬剤師にシフト/シェア可能な業務が列挙され，その取り組みが議論されている．同時に薬剤師も意識改革・業務の見直しが必須であり，ICTやAI・調剤ロボットの導入，一部業務の非薬剤師へのシフトなどが求められ，病院薬剤師は新たな業務変革の渦中にあると言える．一方，このような環境変化を背景に，2020年に始まった厚生労働省の「薬剤師の養成及び資質向上等に関する検討会」では，2021（令和3）年6月に検討結果の"とりまとめ"が公表され，そのなかで大学教育の質の確保とともに薬剤師の資質向上に向けた卒前・卒後の一貫した臨床研修の必要性が示された．

　病院薬剤師の先達は，薬剤師のあるべき姿を模索しつつ新たな道への挑戦を重ね，様々な課題を克服して薬剤師職能を拡大してきた．特にこの30年は「対物業務」から「対人業

務」へと大きく舵を切り，薬の専門職として医療の質向上と医療安全に貢献し存在感を高めてきた．日本が超高齢社会を迎える2025年に向けて，慢性疾患患者の増加など疾病構造の変化から病院の機能分化が促進され，病院薬剤師の役割はさらに多様化すると考えられる．また，地域レベルで高齢者の医療・介護・生活支援などを一体的に提供する地域包括ケアシステムの構築では，専門性を生かした多職種連携とともに病院間連携，薬剤師間の薬・薬連携が推進されつつある．薬剤師一人ひとりが時代の変化を読み取り，医療のニーズに対応し成果を生み出すためには，生涯にわたる自己研鑽が不可欠といえる．

（武立啓子）

わが国における病院薬剤師の始まり

　16世紀，戦国時代のわが国では織田信長を始め多くの武将たちが覇権を争っていた．その頃，豊後国の府内（現在の大分市）に，ポルトガル人による西洋式病院が1557年にわが国で初めて建てられた．一般病棟とハンセン病棟を有するその病院では，パウロ（洗礼名）という日本人が近隣の山地で薬草を採取して，病院の調製室で製剤や調剤をしていたという．その人物が，わが国における病院薬剤師の始まりではないかと言われている．

　この病院を建てたのはポルトガルの貴族出身で貿易商であり外科医でもあったルイス・デ・アルメイダで，貿易で財をなした富をすべてイエズス会に寄付し，1556年修道士となった．1580年マカオで司祭になった後，日本に戻り布教と医療活動を行っていたが1583年天草で没した．このアルメイダの医療活動を顕彰して，1969年に大分市医師会立アルメイダ病院が開設され現在に至っている．

参考文献：奥田潤「弘治3（1557）年アルメイダが設立した府内（大分）病院とそこで働いていた日本人調剤師パウロについて」薬史学雑誌，2006；41（2）：77-80.

●参考文献
〈第1・2節〉
1）日本薬史学会（編）．薬学史事典．薬事日報社．2016.
〈第3節〉
2）秋葉保次，中村健，西川隆ほか．医薬分業の歴史―証言で綴る日本の医薬分業史―．薬事日報社，2012.
3）日本薬剤師会（編）．創立百二十周年記念日本薬剤師会史．日本薬剤師会，2014.
4）厚生労働省．患者のための薬局ビジョン．2015.
〈第4節〉
5）清水藤太郎．日本薬学史．南山堂，1949.
6）清水藤太郎．平安堂記．清水平安堂，1975.
7）清水藤太郎．平安堂閑話．薬局．南山堂．
〈第5節〉
8）堀岡正義，鶴岡道雄．明治時代の病院薬局．病院薬学．1977；3（2）：63-79.
9）谷岡忠二（執筆・編）．日本薬剤師会史：創立八十年記念．日本薬剤師会，1973. p.34-37.

10) 日本病院薬剤師会（編）．日病薬創立五十年史．日本病院薬剤師会の歴史．
　　http://www.jshp.or.jp/gaiyou/50-1.pdf（最終アクセス日2020年8月2日）
11) 秋葉保次，中村健，西川隆ほか．医薬分業の歴史—証言で綴る日本の医薬分業史—．薬事日報社，2012.
　　p.4-61，p.65-134.
12) 日本薬史学会（編）．薬学史事典．薬事日報社．2016.

課題—どのような薬剤師になるべきか．薬剤師の使命・役割

1. 日本において薬剤師が誕生した背景と医薬分業の成立した経緯を説明しなさい．
2. 薬剤師業務が「対物業務」から「対人業務」へと転換した経緯と地域における薬局・薬剤師の役割について説明しなさい．

※解説はp.127を参照

第4章

製薬産業の歴史

　医薬品の開発において，製薬産業の使命は重要である．現在も臨床現場で使われているモルヒネやアスピリンは1800年代に作られた医薬品である．本章では，近代のわが国の製薬産業がどのように発展し，薬が創られてきたのか，そして新薬が開発される過程について，それぞれの視点から解説する．さらに，医薬品の流通やMR（医薬情報担当者）の役割など，製薬産業を支える様々な職種の歴史について学ぶ．

❶ 製薬産業としての勃興

（1）明治期からの医療行政

　明治新政府は西洋医学採用の方針を明らかにし，1874（明治7）年8月，医療行政制度の基本的な方針を示した「医制」を発布した．医師かつ衛生行政家であり，1875（明治8）年に内務省衛生局長となる長与専斎はこの医制の作成において大きな役割を果たした．4章76カ条からなる医制は，定められた趣旨を実現する法令を制定するための訓令であった．これには衛生行政機構，西洋医学に基づく医学教育と医師開業免許制度，医薬分業など医療および衛生行政に関する幅広い事項が含まれていた．

1）司薬場の設立

　海外諸国との貿易が盛んになった幕末の時点では，洋薬の輸入量は増加傾向にあった．当時の日本では，長崎，大阪，江戸で西洋医学に関する教育が行われていたが，洋薬に対する知識が十分に広まっておらず，人材も不足していた．明治新政府樹立後もその状況は変わらず，政府は引き続き西洋医療普及のための枠組み作りを推し進めなければならなかった．

　1869（明治2）年，政府に招聘され28歳で来日したオランダ人の陸軍薬剤官であるゲールツ（Anton Johannes Cornelis Geerts）は，輸入洋薬の品質管理において重要な役割を果たした司薬場の設置に深く関与している．ゲールツは，長与が学頭を務める長崎県医学校の物理学教授となり，自然科学の講義を通して西洋の薬学教育を行った．

　司薬場設立の発端は，長崎のオランダ人貿易商ファンデ・ポルが贋薬（がんやく）の取締りを訴えたことにあった．1873（明治6）年，税関の要請を受けて輸入薬品の鑑別試験を行ったゲールツは，その試験結果を長崎税関長に提出するとともに，日本国内に出回る輸入薬品には

不良品や贋造品が多く，それら不良薬品の横行は日本国民の健康に悪影響を及ぼす重大問題であり，薬品監視の実施と薬品試験所の設置が必要であるという旨の報告書を，ヨーロッパで行われていた贋造品取締の事例紹介とともに提出した．

　こうした動きを受けた文部省は同年のうちに，横浜，長崎，神戸にある3つの港に検査所を設け贋造品の検査を行うこと，そのために化学の知識を持った外国人教師を雇用することを計画し，1874（明治7）年，日本最初の薬品検査所の中心となる東京司薬場が創設された．この司薬場には検査機関としてだけでなく，教育機関としての機能も与えられた．

　薬品検査機関設立の提案者であるゲールツは長与の顧問となり，東京以外の司薬場設置の基盤作りに貢献した．1875（明治8）年に京都司薬場が設立され，ゲールツが監督（教師）として赴任した．なお，同年には大阪司薬場も設立されている．大阪舎密局の後身である理学校の敷地，校舎，実験設備，薬園などの施設を譲り受けた司薬場には，オランダ人ドワルス（Bernardus Wilhelmus Dwars）が教師として就任した．1873（明治6）年に来日し，大阪の私営洋式薬局である「精々舎」に勤めていたドワルスは，医薬品製造および鑑定，理化学大意，中毒学，中毒検査法，自然性薬物学，鉱物学を指導した．そして京都，大阪の両司薬場の設立とともに，東京を含めた3か所の司薬場共通の検査済印紙が制定され，品質保証と不正防止に大きく貢献した．

　京都司薬場での勤務の後，1877（明治10）年に開設された横浜司薬場に監督として赴任したゲールツは，当時最も多く贋造品が流通していたキニーネ，ヨードカリを中心に輸入薬品の検査と鑑別に当たった．彼はその傍ら，自らの下で働く薬学者や技術者たちに検査・鑑別や製薬についての指導を行った．

　以上のように，司薬場は医薬品の品質検査と教育を行った．政府に招聘されていた各司薬場の外国人が任期を満了した後は，日本人薬学者や技術者がその職務を順次引き継いでいった．東京司薬場は1949（昭和24）年に国立衛生試験所となり，1997（平成9）年に現在の国立医薬品食品衛生研究所となった．

2) 日本薬局方の公布

　明治期，西洋医療を行ううえで必須となる洋薬の調達は輸入に依存していたが，輸入される医薬品は各国の薬局方（医薬品や生薬の試験法や純度の基準，剤形などを記した品質規格書）の規定によるものだった．そのため同一の薬品でも国ごとに純度や薬効の強弱が異なっており，しばしば服用者に悪影響をもたらした．

　こうした状況を受け，1886（明治19）年，日本薬局方の第1版が公布された．編纂委員には日本からは高木兼寛，永松東海，柴田承桂が，そしてオランダ人のエイクマン（Johann Frederik Eijkman）とゲールツ，ドイツ人のランガルト（Alexander Langgaard）らが選ばれた．公布された日本薬局方には470品目の規定が掲載され，近代日本の製薬産業を支える礎となった．

3) 卸業からの発展

1876 (明治9) 年に「製薬免許手続」が公布され，製薬者に免許鑑札を与え，薬品販売の際は「官許」の文字を記入することなどが定められた．この手続きの交付には，効能や安全性が疑わしい製品を排除し，時代の要求によって生まれ始めていた国内製薬業の進歩を促し，洋薬の供給を輸入に依存している状況を改善し，製薬産業勃興の端緒を開くという政府の目的があった．

1883 (明治16) 年，日本薬局方に適合する医薬品の国産化を目指す官民合資の大日本製薬会社が設立された．続いて1888 (明治21) 年，大阪道修町の薬業者らによって，薬品の品質検査および保証を行う大阪薬品試験会社が設立されている．この中には，薬種問屋としてスタートし，製薬事業に着手して発展した田邊五兵衛，武田長兵衛，塩野義三郎が含まれている．当時，衛生試験所は日本薬局方に記載された薬品に試験印紙を添付し，品質保証を行っていたが，これはその業務を補完する役割を持っていた．加えて1896 (明治29) 年，道修町の薬業者21人を発起人とした大阪製薬株式会社が設立されている．関東では，1899 (明治32) 年に貿易商の塩原又策が中心になって三共商会を設立し，在米中の高峰譲吉 (**写真33**) の同意を得て消化剤「タカヂアスターゼ」を発売した．このように，東西の薬業者に製薬事業興隆の動きが見られた．

(2) 第一次世界大戦の影響

わが国の製薬産業の活性化に大きな影響を与えたのは戦争だった．日清戦争および日露戦争では漢薬の価格高騰や，軍需品としての医薬品や衛生材料の不足に見舞われた．さらに，その後の第一次世界大戦は，先の2つの戦争を上回る衝撃を薬業界にもたらした．

1914 (大正3) 年7月に第一次世界大戦が勃発するとともに，ドイツからの医薬品輸入が途絶えて薬価が暴騰した．政府は「戦時医薬品輸出取締令」を緊急発令して医薬品の国外流出を防いだが，薬業者もまた行動を起こした．彼らは1914 (大正3) 年11月，当時の内務大臣大隈重信に建言書を提出し，医薬品の需給状況および製薬事業奨励策を調査する団体設置を打診した．これにより臨時薬業調査会が設けられた．調査会メンバーのうち，7名が実業家代表として参加した．彼らは前項の3) で述べた企業の関係者であった．

1915 (大正4) 年，アセトアニリド，石炭酸，サリチル酸，アルカロイドなど「製薬指定医薬品」を製造する企業に対する損失補償と，払込株金の8%までの利益配当保証を10年間供与することで，大戦終結に伴う経済的反動の危機を補償して製薬企業設立を容易にする「染料医薬品製造奨励法」が制定された．また，1917 (大正6) 年には交戦国であるドイツの所有する特許権の制約を解除する「工業所有権戦時法」が公布された．

これらと並行して，医薬品の製造を奨励するため，衛生試験所に臨時製薬部を設けて医薬品の試作とその成果が官報によって公

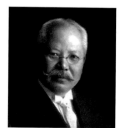

写真33　高峰譲吉

表8　医薬・売薬・医療材料の生産額推移（単位：千円）

年	医薬	売薬	医薬＋売薬	医療材料
1909（明治42）年	N/A	N/A	7,166	398
1914（大正3）年	N/A	N/A	19,902	1,424
1919（大正8）年	15,809	23,566	39,375	3,207
1920（大正9）年	20,007	31,219	51,226	4,262

『大正九年工場統計表』より作成．データなしの箇所はN/Aと表記

表され，国内製薬業者への指導が行われた．薬業者の活動が政府の行動に影響を与え，それが医薬品業界の活性化につながった．第一次世界大戦後，アーセミン商会（現・第一三共株式会社），万有製薬（現・MSD株式会社）などが設立されている．

　表8は工場統計表から作成した医薬及び売薬，医療材料の生産額推移である．1909（明治42）年から1914（大正3）年，そして1914（大正3）年から1919（大正8）年にかけて，著しい伸びを示している．

（安士昌一郎）

❷ 製薬産業と薬事制度

(1) 戦前昭和の製薬産業（1925年〜1945年）：中国大陸への進出の時代

　1931（昭和6）年，政府は医薬品の「国産化奨励策」を掲げ，翌年には「薬事振興調査会」を設置し，重要医薬品22品目（アスピリンなど）の国産化を図った．1935（昭和10）年前後からは，画期的新薬の強心剤ビタカンファーやサルファ剤，エフェドリンなどが登場した．当時，大手製薬会社の販売は，国内が70％，外地（朝鮮・台湾・満州）が30％であった．1940（昭和15）年頃には医薬品生産額は2億円近くに伸び，国内の医薬品生産の地盤も固まった．

　太平洋戦争が始まると，医薬品は「国家総動員法」に基づき，厚生省令による「医薬品及び衛生材料生産配給統制規制」が定められ，統制時代に入った．大手製薬会社は1940（昭和15）年頃から軍管理工場に指定され，覚醒剤，抗マラリア剤，サルファ剤などを生産した．わが国独自のペニシリン（碧素）が生産されたのは1944（昭和19）年である（写真34）．陸軍少佐 稲垣克彦は，

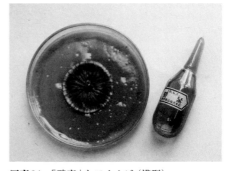

写真34　「碧素」とアオカビ（模型）
画像提供：公益財団法人 日本感染症医薬品協会

陸軍軍医学校と民間の研究者らと「碧素委員会」を立ち上げた．技術面は東大伝染病研究所の梅澤濱夫助教授が指導的役割を担った．同年10月に碧素の完成が報告され，同年12月に森永製菓が培養液を，万有製薬はアンプルを提出した．

(2) 戦後昭和の製薬産業 (1945年〜1989年)：
国民皆保険の時代

　敗戦後GHQの統治下にあった日本政府は1946 (昭和21) 年，医薬品を国民生活に欠かせない「現下の緊要なる民生物質」と位置づけ，復興政策に組み入れた．製薬会社は戦時中のペニシリン製造技術を生かし，ペニシリン，サルファ剤などから生産を開始し，再建への足がかりとした．ペニシリン生産は，戦後3年で米国，英国に次いで，世界3位になった．結核に効果を示すストレプトマイシンも，GHQと政府の支援で国内生産された．政府の優遇を受けた製薬産業は，1949 (昭和24) 年頃には医薬品生産額が310億円余を記録した．翌年に勃発した朝鮮戦争の「特需景気」は製薬産業に安定をもたらした．

　1961 (昭和36) 年から国民皆保険制度が実施され，医療用医薬品の需要が急増した．1960 (昭和35) 年の医薬品生産額は1,760億円であったが，1970 (昭和45) 年には1兆253億円に達した．

　医薬品の販売競争が激化しつつあった1961 (昭和36) 年にサリドマイド事件，1965 (昭和40) 年にアンプル入り風邪薬事件，さらにキノホルム製剤のスモン病発症と薬害事件が続発した．社会の関心は，薬の安全性に向けられ，国会を始め各方面で議論が行われた．このような声に応え，厚生省は1967 (昭和42) 年，「医薬品の製造承認等に関する基本方針」を実施した．医薬品を「医療用」と「一般用」に分け，医療用医薬品には承認審査を厳格化し，新医薬品には一定期間の副作用報告を義務づけたのである．さらに1982 (昭和57) 年，「医薬品の安全性に関する非臨床試験の実施の基準」(GLP：Good Laboratory Practice) が施行され，安全性問題は前進した．

　1970 (昭和45) 年以降の10年間は，急成長した製薬業界の持つ体質の転換期でもあった．その1つが販売の適正化である．医療用医薬品市場では，現品添付というおまけ販売の慣行があったが，1970 (昭和45) 年に厚生省が通達した，医療用医薬品の「添付販売品目の薬価基準削除」により解決を見た．次は「薬価差」問題であった．厚生省は「薬価調査」を実施，これにより製薬業界は薬価を慢性的に引き下げられる「冬の時代」に突入した．製薬業界自体も，社会の信頼を得るために，1984 (昭和59) 年には「医療用医薬品製造公正競争規約」を施行した．またプロパー (医薬品販売担当者) の資質向上を目指し，業界を挙げて教育研修制度を開始した．この動きは1997 (平成9) 年の資格認定制度の創設につながり，名称もMR (Medical Representative：医薬情報担当者) となった．

　もう1つの変革は，世界に通用する日本発の創薬研究が本格的に動き出したことである．1970年代に海外市場に進出した医薬品は，抗生剤セファゾリン (セファメジン®)，Ca拮抗剤ジルチアゼム (ヘルベッサー®) などである．1980年代には，ニューキノロン剤オフ

ロキサシン（タリビッド®），前立腺がん治療剤リュープロレリン（リュープリン®）などの大型製品が海外進出を果たした．

(3) 平成の製薬産業（1989年～2019年）：国際化の時代

　わが国製薬産業の本格的な国際化は1990（平成2）年に始まる．薬価の慢性的引き下げと，次の3つの社会的要求により，体質の変革に迫られ，海外進出に積極的に取り組んだ．第一は1976（昭和51）年から実施された資本の完全自由化である．これにより外資系企業は自社販売体制に移行していった．第二に特許法改正である．1976（昭和51）年から実施され，「製造特許」から「物質特許」へと改正された．第三は1985（昭和60）年からスタートした米国要請のMOSS（Market-Oriented Sector-Selective）協議である．同協議の論点は，①薬価制度，②承認制度，③治験制度の改善であった．これら3制度は段階的に改正され，外資系企業の日本進出は容易になった．

　こうした外資の巨大資本による買収への危機感と新薬開発に要する研究費を捻出するため，わが国の製薬企業は再編（アステラス製薬，大日本住友製薬（現・住友ファーマ），第一三共，田辺三菱製薬の誕生）に動くと同時に，国際化に向かった．特にMOSS協議の治験制度の改正は，医療用医薬品の世界各国の承認制度の整合性を図る国際的な動きとなり，海外進出を促進させた．1990年代には日本，米国，EUの規制当局と製薬企業代表が，同じテーブルで検討する国際会議，日米EU医薬品規制調和国際会議ICH（International Conference on Harmonisation of Technical Requirements of Pharmaceuticals for Human Use）へ発展し，厚生省は国際水準のGCPを1997（平成9）年公布した．

　近年のわが国製薬企業は世界に通用する新薬を次々に誕生させ，総売上高に占める海外売上高が50％を超える企業も登場している．2016（平成28）年の調査では，世界売上ランク100位に占める日本オリジンの製品が13製品に達し，米国に次ぐ世界2位の新薬創出国となっている．新薬は多くの病気から患者を救うために役立ってきた．**図19-1**および**図19-2**は，医師から見た60の疾患に対する薬剤の貢献度と治療満足度の関係を示したものである．2005（平成17）年と2019（令和元）年を比較すると，プロットが全体的に右上に移動しており，治療満足度・薬剤貢献度が大きく改善されたことが見て取れる．かつては図左下に位置していたHIV・エイズや慢性C型肝炎は満足度・貢献度が大きく改善したことから2019年度から除外されるなど，今後もさらなる新薬創出による社会貢献が期待される．

（森田　宏）

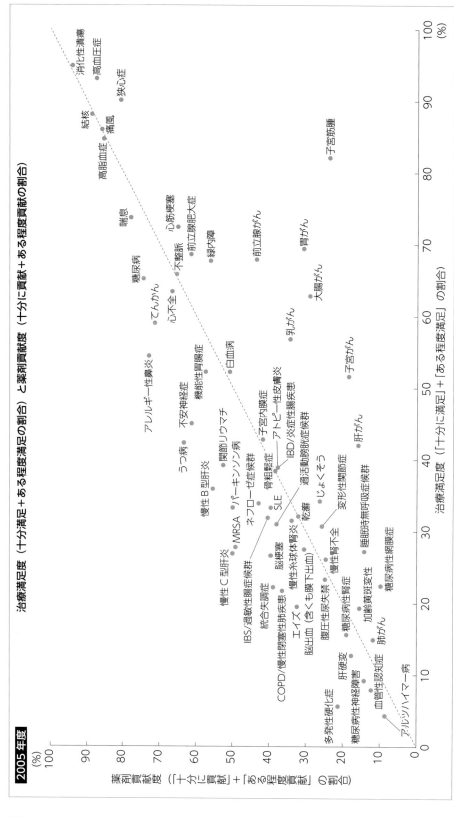

図19-1　治療満足度と薬剤の相関図
出典：公益財団法人ヒューマンサイエンス振興財団「令和2年度（2020年度）国内基盤技術調査報告書「60疾患に関する医療ニーズ調査（第6回）」」

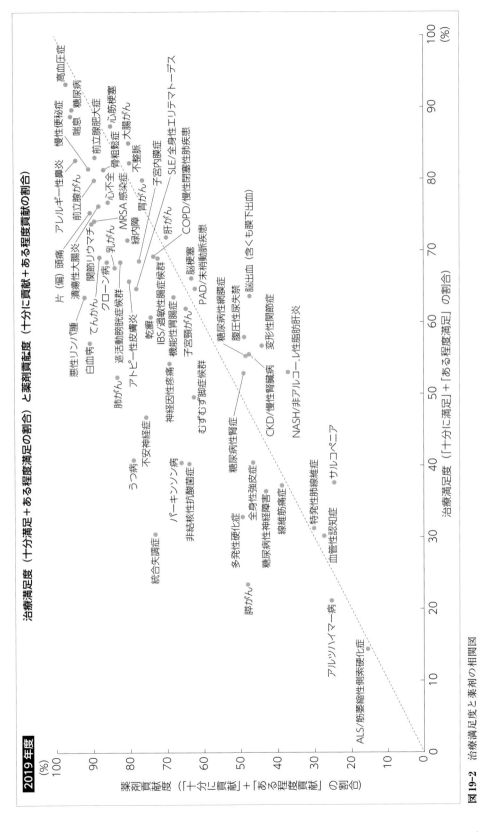

図19-2　治療満足度と薬剤の相関図
出典：公益財団法人ヒューマンサイエンス振興財団「令和2年度（2020年度）国内基盤技術調査報告書「60疾患に関する医療ニーズ調査（第6回）」」

❸ 新薬の臨床開発の歴史

（1）医療倫理および臨床研究倫理確立の歴史

　医の倫理について初めに唱えたとされているのは，今から約2400年前の「ヒポクラテスの誓いの言葉」である．患者に対し，「いかなる危害も加えない・身分を問わず扱う・秘密を守る」などの基本的な指針が示された．ただし，当時は医療の専門家である医師に任せることが患者のためであるとされ，医療は医師が患者に施す慈善の行為であるという考えであった．

　20世紀になり，医療技術が進歩することに並行し，医師と患者の関係性について見直されるようになってきた．第二次世界大戦時に行われたドイツ・ナチス医師団による強制収容所での非人道的人体実験が戦後の裁判で非難され，有罪判決の論拠として1947年にニュルンベルク綱領が提示された．「研究に参加する被験者の自発的な同意を絶対条件と定める」など，以降の国際的な研究倫理の原点となった．

　1948年には世界医師会により医師の側からの倫理綱領としてジュネーブ宣言が示され，「患者の健康を第一に考える・差別なく接する・守秘義務を守る」など，医療専門職としての医師の誓いが示された．さらに，1964年には第18回世界医師会総会において，医学研究者が自らを規制する「人間を対象とする医学研究の倫理的原則（ヘルシンキ宣言）」が採択された．その中では，人体実験は医学の進歩のために必要なことであるとされ，加えて，実験に当たっては，被験者の人権に配慮し，目的・方法・予想される利益や危険性などを十分に説明した後に被験者の自由意志による同意を得る必要があるとされ，インフォームド・コンセント（Informed Consent；IC，十分な説明と同意）の規定が明確に示された．

　不幸な人体実験の事件はその後も起きている．米国では，公衆衛生局における非倫理的人体実験が30年間にわたって実施されていたことが，1972（昭和47）年に内部告発により明るみに出て，実験は中止された（タスキーギ梅毒実験）．貧困地域に住む黒人の梅毒患者約400人を治療せずに放置・観察し，末期に生じる種々の重篤な合併症や死に至る経過を調査していたのである．そして，1975（昭和50）年，ヘルシンキ宣言の内容は，ICの概念をより重視するものに改定され，倫理審査の枠組みなども導入された．

　1981（昭和56）年に開催された世界医師会総会においては，さらに，「患者の権利に関する宣言（リスボン宣言）」が採択された．患者の自己決定権，ICの尊重という医療倫理原則は今日の医の倫理の本幹をなしている．

　1980年代後半にはこれらの考え方はわが国にも波及し，患者の人権擁護に加え，ICは対話による医師と患者間の信頼関係の確立にも大きな役割を果たすものとなっている．

(2) 薬効評価の歴史

日本では明治時代の初めは「有害な売薬は禁ずる」という考え方のもと，売薬が規制されていた．その後，明治時代の終わりには「有効無害」な薬の規制が求められるようになり，1914（大正3）年に「売薬法」が改正されたが，当時は有効性そのものの評価についての議論にまでは至らなかった．

米国では，1937年に薬の副作用で107人の患者が死亡し，かつ，開発した化学者が自殺したエリキシール事件をきっかけに，薬として認められるためには安全性が確認されなければいけないという考えのもと，1938年に食品薬品化粧品法が制定された．ただし，有効性に関する規定について法制化はされなかった．1961年にサリドマイド事件が起きたことをきっかけに，1962年に品質，安全性とともに，有効性についてのエビデンスが必要であるという法律が制定された．方法論として，現代のランダム化比較試験・二重盲検試験が意図されるようになり，日本を含めて世界に影響を与えた．

日本では，1967（昭和42）年に厚生省薬務局長通知「医薬品の製造承認等に関する基本方針」が出され，欧米とほぼ同じ水準での薬効評価が目指されるようになり，第7項に臨床試験成績が明記された．1999（平成11）年に行われた1967（昭和42）年の基本方針の見直しにおいては，後述するICHによる国際的な調和の進展や企業活動の国際化などの変化を受けて，大幅な見直しが行われ，基本的には申請企業が最も適切だと考える試験計画で臨床試験を行うことが求められるようになった．

(3) ICH-GCPおよび臨床試験方法確立の歴史

1) ICHとは

ICHは，医薬品規制調和国際会議（International Council for Harmonisation of Technical Requirements for Pharmaceuticals for Human Use）の略称である．医薬品開発の国際化に伴い，新薬承認審査の基準を国際的に統一して医薬品開発・承認申請の非効率を減らし，結果としてよりよい医薬品をより早く患者へ届けることを目的として，日本・米国・欧州3極の各医薬品規制当局と各業界団体により1990年に創設された．2015（平成27）年10月に組織再編され，より多くの国が参加している．これまでの約30年に臨床・非臨床試験などに関わる各種トピックについて国際的に話し合われ，品質・安全性・有効性などについての医薬品規制に関する90を超える各種ガイドラインが作成されている．有効性（Efficacy）に関するガイドラインの例としては，**表9**に示すものがある．

2) ICH-GCPとは

臨床試験が適正に実施されることを確保するため，1990年以前より臨床試験の実施基準については各国でおのおの議論されてきた経緯がある．ICHでも「医薬品の臨床試験の実施基準（GCP：Good Clinical Practice）」について議論され，1996年に，ヘルシンキ宣言

表9　臨床領域に関するICHのガイドライン　　　　　　　　　　　　　　（2022年7月28日現在）

ICH-E1	臨床上の安全性	ICH-E9	臨床試験
ICH-E2	臨床上の安全性	ICH-E10	臨床試験
ICH-E3	治験報告書	ICH-E11	臨床試験
ICH-E4	用量-反応試験	ICH-E14	臨床評価
ICH-E5	民族的要因	ICH-E15	ゲノム薬理
ICH-E6	GCP	ICH-E16	ゲノム薬理
ICH-E7	臨床試験	ICH-E17	国際共同治験
ICH-E8	臨床試験	ICH-E18	ゲノム試料の収集及びゲノムデータの取扱い

で示されたICを含めた倫理的大原則に加え，試験の科学的な質の確保のための基準も規定するICH-E6のガイドライン「ICH-GCP」が最終合意に至った．ICH GCPが現在，臨床試験・臨床研究実施の際の国際的な基準となっている．

3) 日本のGCP

　日本でも治験について，過去にいくつかの不幸な事件が起きている．1963（昭和38）年，開発中の抗ウイルス薬に対する二重盲検試験を実施するため，製薬会社が自社の社員約200人を強制的に参加させ，その副作用で17人が入院，1人が死亡したことが内部告発で発覚（キセナラミン事件）したのをはじめ，1980（昭和55）年には消炎鎮痛剤の治験の論文のねつ造が社会問題化し，研究における不正行為を防ぐことも重要視されるようになった．そして，研究倫理のみならず，科学的，客観的な臨床試験の実施にも重きをおいた，厚労省通知「医薬品の臨床試験の実施に関する基準（旧GCP）」が1989（平成元）年に公布された．ただ，当時はまだがんの病名の患者への告知も一般的になされていない時期であり，ICは口頭同意も可とされていた．

　1993（平成5）年9月に販売が開始された抗帯状疱疹ウイルス薬ソリブジンで薬害事件が起きた．抗がん剤との相互作用により，抗がん剤の血液中濃度が上がり，重篤な血液障害などを起こし，治験で3人，発売後1年間に15人の死者を出した．これを教訓に，日本では，被験者の人権保護や安全性の確保の重要性についてさらに検討されるようになった．

　1996年ICH-GCPが合意され，それに基づき日本版の「医薬品の臨床試験の実施の基準に関する省令」が1997（平成9）年に公布され，1998（平成10）年4月より完全施行となった．これが「新GCP」と呼ばれ，承認申請の提出資料とするため実施する「治験」を対象として，文書同意や，カルテなどの原資料確認，モニタリング・監査・査察の制度などが取り込まれ，今日に至っている．

（宮崎生子）

❹ 薬の流通と情報提供の歴史

医薬品卸売業とは，医療用医薬品を製薬企業（メーカー）から仕入れ，医療機関・薬局（小売店）などへ販売する業種である．一般的に，流通業者とは生産と消費の間をつなぐ卸売業者と小売業者を指すが，医薬品業界では小売価格である薬価が公定価格のため，流通の担い手は卸売業者になる．

流通活動は大きく分けて，取引契約を結ぶ「商流の活動」および実際に物が流れる「物流の活動」がある．戦後日本の医薬品業界で問題になったのは前者で，取引上の価格体系とそれに関連する取引慣行が対象となる．以下，戦後拡大した医薬品業界において，再編が続いた医薬品卸業界の変遷を，流通近代化と日本型流通システムを中心に解説する．

(1) 高度成長期と流通系列化

1961（昭和36）年の国民皆保険の実現によって医薬品市場は大きく拡大し，それまでの問屋を中心とした流通システムが医薬品メーカー中心へと変わった．1960年代後半から，有力メーカーはリベートの提供と資本参加や役員派遣により，積極的に流通系列化（有力メーカーが流通業者をコントロールするために，流通業者を組織化すること）を推進した．

また，高度成長期には問屋無用論がさかんに唱えられ，家庭電器・化粧品・洗剤など多くの業種で流通系列化が行われた．しかし，流通系列網を構築しても，多品種の医薬品はフルライン化できず，多数の医療機関と医師の多様なニーズなどといった業界特性上，卸は特定メーカーの専売店になることはまれであった．そのため，流通系列化を維持したのは，一定規模の製品ラインと個別製品力を持つ武田薬品，田辺製薬，塩野義製薬，三共の4社ぐらいであった．

(2) 1980年代の大幅な薬価改定と流通近代化

1975（昭和50）年から薬価差（薬価と医療機関への納入価格の差）が問題になり，それを解消するため，1980年代に入ると大幅な薬価引き下げが行われた．薬価は1981（昭和56）年に18.6％，1984（昭和59）年には16.6％，1988（昭和63）年には10.2％と急激に引き下げられ，製薬業界はマイナス成長になった．卸業者にとって薬価の引き下げは，医療機関との価格交渉を困難にし，経営を悪化させたため，業界再編の引き金となった．

大手卸のスズケンは，既存の取引地域を超え，大型化と広域化を目指し，全国の地方市場に進出した．それに対抗する地域卸は合併・提携による規模と品揃えの拡大で競争力を確保しようとした．当時，医薬品卸は上記4大メーカーの系列が多かったが，1983（昭和58）年を転換点として系列を超え，積極的に合併し，規模を拡大した．

一方，1980年代中頃から日米貿易不均衡の問題が表面化した．日本市場へ進出しようとする新入事業者に，日本の商習慣や流通システムが非関税障壁になると指摘された．

そこで両国は協議を重ね，1989（平成元）年「日米構造協議」（Structural Impediments Initiative；SII）に合意した．日本側報告書の「流通」部門では，流通系列化・非価格制限行為（リベート・返品制・テリトリー制）・再販売価格の拘束などが改善すべき取引慣行として挙げられた．

(3) 1990年代卸の再編成

　1980年代には，卸業者と医療機関（大病院）の価格設定にメーカーが関与する納入価格形成過程の不透明さが問題となった．メーカーの納入価格への関与は，卸業者への再販売価格拘束になると批判された．

1) 納入価格決定権は卸業へ

　そこで厚生省（当時）は1983（昭和58）年に「医薬品流通近代化協議会」（流近協）を設置し，医薬品の流通近代化について検討した結果，メーカーの「値引き補償の廃止」と納入価格（卸が医療機関に販売する価格）への関与が禁止され，1991（平成3）年より「新仕切価制」（建値制）に移行することになった．

　これにより納入価格の決定権はメーカーから卸へ移行されたが，薬価引き下げとともに，納入価格をめぐり医療機関（大病院）との価格交渉が難航した．卸と医療機関との取引で「総価山買い」（単品ではなく購入品目を一括して価格を決めること）や「未妥結・仮納入」（医薬品を納入するまで価格が決まらないこと）など，業界特有の慣行があったからである．

　1980年代の日米貿易摩擦から始まった日本型流通システムの近代化は，「流近協」（1983年/昭和58）と「流改懇」（医療用医薬品の流通改善に関する懇談会，2004年/平成16）で20年以上にわたり議論されてきたが，メーカーのリベートは文書化により改善されたものの，医療機関の「未妥結」「総価山買い」慣行はいまだに解決に至っていない（2016（平成28）年の単品単価率は約60％）．

　1990年代に入ると，再び医薬品卸をめぐる環境が急変したため，医薬品卸はさらに提携・合併を加速し，新たな再編期に入った．メーカーの経路支配力と医療機関のバイングパワーの中で，卸の販売価格は医療機関の薬価差要求と卸間の競争，メーカーの高仕切価格の狭間により，メーカーの仕切り価格を下回る状態が続いた．卸業は悪化する経営状態を乗り越えるため，全国をカバーする広域化とフルライン化で規模を拡大しようとした．

2) 大型合併で「4メガ卸」が誕生

　大手卸の大型合併は上位集中度を高め，卸業界では年商1兆円以上の「4メガ卸」（メディパルホールディングス，アルフレッサホールディングス，スズケン，東邦ホールディングス）が誕生した．「4メガ卸」の売上高は医薬品市場の7割を占め，国内の卸売業ランキングでも医薬品卸は上位に上がっている．また，物流の重要性も認識され，再編による規模

の拡大に合わせて医薬品の物流体制も整備された．1990年代後半には，さらに業界の勢力均衡を変えるような大型合併が続いた．

　日本医薬品卸業連合会（卸連）の加盟社数をみると，1957（昭和32）年には1,200社あったものが，1978（昭和53）年には615社，1994（平成6）年には305社と合併・統廃合によって減少し，2022（令和4）年現在は70社となっている．卸企業の加盟数は激減しているが，卸同士の合併により個別企業の規模は大型化している．

(4) 医薬品卸と危機管理

　医薬品卸は，災害時に国民の医療を支えるインフラの1つとして活躍する企業でもある．特に，東日本大震災時は，通信不通，停電，道路の寸断などの状況下，震災から3日後には医療用医薬品の供給ラインはほぼ復旧していた．

　その背景として，①医薬品卸が医薬品物流・通信システムを完備していること，②通常0.5か月分程度の在庫を持っていること，③平時より地域の医療機関の情報（病床数，患者数，従来の納品銘柄や数量など）を熟知していること，④平時から災害時を想定し訓練を重ねたこと，などが挙げられるが，その結果は高い評価を受けることとなった．取引契約書には明示されていないが，長期取引の企業間の信頼関係や社員たちの使命感と業界全体のネットワークが存在したからであろう．

　また，2018（平成30）年には「医薬品の適正流通（GDP）ガイドライン」が公表された．

(5) 医薬品情報提供とMR

　日本の医薬品業界には，医薬品に関する情報を提供するMR（Medical Representative；医薬情報担当者）という独自の職種がある．MRは製薬企業の営業職として，医療用医薬品の適正な使用を目的として，医療関係者と対面し，医薬品の品質・有効性・安全性などに関する情報の提供・収集・伝達を行う．

　2021（令和3）年時点における日本のMR数は5万1,848人で，2013年度の6万5,752人をピークに，8年間で1万3,000人以上減少している．

　MRと類似する職種で，医薬品卸企業の営業職としてMS（Marketing Specialist；医薬品卸販売担当者）がある．MSは，医療機関との価格交渉や受注・代金請求などの販売機能活動に加えて，医薬品の情報機能活動を行う．MRはMedicalの観点から，MSはMarketingの観点から医薬品情報を提供する．MRは医療機関との価格決定権がないが，MSは価格の交渉及び決定権を有する．2021（令和3）年のMS数は1万5,373人で，2000（平成12）年の2万8,750人から半数近くまで減少している．

　日本人MR第1号は，1912（明治45/大正元）年に東京巣鴨病院薬局長からロシュの社員になった二宮昌平である．当時，輸入医薬品に対する情報提供は，海外の製薬メーカー本部から送られてきた製品説明書を翻訳し，医師に郵送するだけであった．そこで医師と同

等な学術知識をもつ有識者として，医師に直接対面し，一切のセールスはせず，最先端の医薬品情報だけを提供するMRが誕生した.

　戦後高度成長期になると，メーカー間のシェア争いが激化し，MRは過度の接待と「添付販売」や「景品販売」を行うようになった. 1980年代のMRは自社（製薬会社）製品の値崩れを防ぐため，納入価格交渉に関与（再販売価格の拘束）し，不公平な日本型取引慣行として海外から批判され，2012（平成24）年には一切の接待が禁止された.

　2019（平成31）年，厚生労働省は「医療用医薬品の販売情報提供活動に関するガイドライン」を公表した. 日本のMR100年の歴史は，学術重視の情報提供とセールス重視の間で変化した歴史であった. 近年，企業の営業部門に属さないメディカル・アフェアーズという部門も生まれ，メディカル・サイエンス・リエゾン（Medical Science Liaison：MSL）という医師等医療従事者に医学的・科学的情報の交換を行う新たな職種が誕生している. 今後も医療機関を訪問して医薬品の情報提供を通して自社製品の普及（販売）をはかる目的は変わらないが，この2つのバランスをいかにとるかが課題になる.

（孫　一善）

❺ 人類に貢献した薬の開発史

（1）薬物開発の歴史

　人類誕生は数百万年前からと言われるが，おそらくそうした時代からけがや病気などによる痛み・苦痛から逃れるすべを人々は求めていたに違いない. しかし，薬の発見や使用の歴史といった場合，記録あるいは痕跡に残されたものからしか伺い知ることはできない. 紀元前3500年頃メソポタミア文明にケシ汁由来のアヘンについての記録がある. しかし，アヘンの鎮痛主成分がモルヒネであることがわかったのは19世紀になってからであり，なぜモルヒネが鎮痛作用を示すのかがほぼ解明されたのはほんの40〜50年前のことにすぎない. 薬の長い開発の歴史を振り返ったとき，おおまかに次のような流れがある.

　自然界の主に植物から偶然に症状を改善する物質が見出され，言い伝えによってその後も使い続けられたという時代が長く続いた. またときには意識して試行錯誤的にそうした"くすり"を探索したケースも太古からあったに違いない. 1800年代頃になって薬として有効な植物成分を抽出・精製することが行われ出した（モルヒネ，サリチル酸，キニーネ，クラーレ，コカイン，ベラドンナアルカロイド，ジギタリスなど）. 1920年代頃からカビや放線菌から抗生物質（ペニシリン，ストレプトマイシン，バンコマイシンなど）が盛んに発見された. その後，それらの植物成分や抗生物質の分子構造の決定がなされ，その構造を化学的修飾することによってより良い薬の創製がなされてきた. 相前後して植物由来ではなく，化学的に新規に化合物を合成し薬を得るようになる. 病態解明や，薬理学，化学の進歩に伴い，ドラッグデザインに基づいた創薬も行われてきた（サルファ剤，β受容体作動薬，β受容体遮断薬，ベンゾジアゼピン，ヒスタミンH_2受容体遮断薬など多数）.

最近は免疫学や遺伝子工学を活用した抗体医薬品や分子標的医薬品などのバイオ医薬品が活発に創製されるようになっている.

　以下に歴史的に特記すべき重要な薬をいくつか取り上げ，それらの開発の経緯を振り返ってみたい．また，現在使用されている医薬品のほとんどすべてが第二次世界大戦以降に開発されたものであることから，戦後に登場した医薬品の中で，特に画期的と思われる薬物の開発年表（**表10**）を本項末尾に掲載しておく.

(2) 歴史的に特記されるべき薬

1）モルヒネ

　ケシの果に傷をつけて得られた汁を乾燥した粉末であるアヘンは，極めて古くからその存在が知られている．紀元前3000年頃にメソポタミアのシュメール人が乳液を採取していたこと，紀元前1500年頃にエジプトでアヘンが製造され，鎮痛剤，睡眠剤として利用されていたことなどを記述した当時の文献が見つかっている．その後，1804年にドイツの薬剤師ゼルチュルナー（Friedrich W.A. Sertürner）により，アヘンからその主成分が抽出単離され結晶が得られた．ゼルチュルナーは，「夢のように痛みを取り除いてくれる」ということから，ギリシャ神話に登場する夢の神モルフェウス（Morpheus）にちなんでこの薬を「モルフィウム（morphium）」と名付けた．ほどなく「モルヒネ（morphine）」と名称が変更されたが，このモルヒネの発見を契機として，天然物から薬の有効成分を単離するという新しい時代がスタートすることになる．なお，モルヒネの構造式が解明されたのは1925年のことである.

　けがや疾病による激しい痛みから解放してくれるアヘン（主成分モルヒネ）は，人類が太古に発見し，今日でもなくてはならない位置づけにあり，他に例を見ない薬である．一方，モルヒネは副作用として薬物依存性を生ずることがかなり以前から知られており，南北戦争・普仏戦争でも軍人に使われ，多くの依存性被害者を生み出した．また，インドで栽培採取されたアヘンを中国（当時は清）に大量輸出するためのアヘン戦争が起き，歴史的に大きな禍根を残した負の面もある.

2) アスピリン

柳（ヤナギ科セイヨウシロヤナギ）の樹皮や葉は紀元前1500年頃にはエジプトなどで痛みや炎症に用いられていたことが当時の文献に記されている．医薬の祖と言われる古代ギリシャのヒポクラテスも紀元前400年頃，柳の樹皮を熱や痛みを和らげる目的で使用していたことが知られている．

1830年に，アンリ・ルルー（Henri Leroux）によって柳の木から鎮痛活性のあるサリシン（salicin）が分離された．その後，サリシンから単糖がはずされ，実質的な活性本体であるサリチル酸が得られた．しかし，サリチル酸には強い苦みと強度の胃腸障害を起こすという難点があった．1897年になって，ドイツ・バイエル社の研究員であるフェリックス・ホフマン（Felix Hoffmann）は，サリチル酸の酸性が胃痛の原因ではないかと考え，サリチル酸の水酸基をアセチル化したアセチルサリチル酸を合成した．バイエル社は1899年，胃障害が少なく有効性が高まったこの薬物にアスピリン（Aspirin）という商標を付け，世界に向けて販売を開始した．その後，商品名であった「アスピリン」という名称は，この薬の一般名として使用されるようになった．

1971年英国薬理学者ジョン・ベイン（John Vane）によって，アスピリンの解熱・鎮痛・抗炎症の作用機序が酵素シクロオキシゲナーゼを阻害して原因物質であるプロスタグランジンを産生させないことによることが明らかになった．この功績に対して，1982年ベインにノーベル生理学・医学賞が授与されている．

アスピリンの鎮痛作用はモルヒネほど強力ではないが，一般に高い頻度で遭遇する痛み，発熱，炎症を効果的に改善するため，今日に至るまで100年を超えて主要医薬品として世界的に広く大量に使用され続けている．近年になって少量で明確な抗血小板作用を発現することが見出され，血栓予防という機序で心筋梗塞や脳梗塞の予防薬という新たな適応を得て，ますます使用量が増加している珍しい薬である．

3) ペニシリン

1936年フランスで赤色染料プロントジルに由来するサルファ剤が発売され，人類が感染症治療薬を初めて手にしたが，それより8年前の1928年，イギリスの細菌学者アレクサンダー・フレミング（Alexander Fleming）の研究室においてペニシリンが発見された．

フレミングがシャーレを使用した黄色ブドウ球菌の培養実験中に，コンタミネーション（意図せず混入）したアオカビ（*Penicillium notatum*）が増殖し，その周囲だけブドウ球菌のコロニー生育が阻止され，透明に抜けているのに気付いた．アオカビだけを培養し，その培養濾液によってもブドウ球菌の増殖は阻止されることから，フレミングはアオカビが生成する物質が細菌の生育を阻止したことを明らかにし，その物質をアオカビの学名にちなんで「ペニシリン」と命名した．ペニシリンの発見は全く偶然の賜物であった．ペニシリンを薬として実用化するには活性本体を単離精製し，増産する必要があったが，フレミング自身はペニシリンの精製に成功しなかった．その後1940年になって，ハワード・フローリー（Haward W. Florey）とエルンスト・チェーン（Ernst B. Chain）がペニシリンの単離に成功し，効率よく大量生産を可能にした．ペニシリンは第二次世界大戦で多くの負傷兵を救い，終戦後の1945年からは民間にも開放された．

　「ペニシリン発見者」のフレミング，そして「ペニシリン再発見者」のフローリーとチェーンの3人は，初の抗生物質を世に出し感染症の臨床治療を一変させ，多数の人命を救った功績により1945年にノーベル生理学・医学賞を授与された．その後，多くの抗生物質の開発時代が訪れ，感染症の治療法が普及したことで，世界各国の平均寿命の上昇に大きな影響がもたらされた．

4) ニトログリセリン

$$
\begin{array}{l}
CH_2-ONO_2 \\
\quad | \\
CH-ONO_2 \\
\quad | \\
CH_2-ONO_2
\end{array}
$$

　1846年にイタリアの化学者アスカニオ・ソブレロ（Ascanio Sobrero）によって発明されたニトログリセリンは，鋭敏で不安定な爆発物で，爆薬としての実用は困難であった．スウェーデンの化学者で兵器メーカーの実業家アルフレッド・ノーベル（Alfred B. Nobel）はこの爆発力に注目し，1866年にニトログリセリンを珪藻土にしみ込ませ安全化し，さらに雷管を発明して爆発のコントロールに成功した．「ダイナマイト」と名付けたこの爆発物によりノーベルは巨万の富を築くに至ったが，1895年，その財産の大部分をあてて国籍の差別なく毎年授与するノーベル賞を創設するとした遺言状に署名した．

　1879年にはイギリスのウィリアム・ヴォーリズ（William M. Vories）は，火薬工場で働いていた作業員が自宅では狭心症発作が起きるのに工場では起きないというエピソードに注目し，狭心症患者の治療にニトログリセリンを使用し，その有用性を見出した．その後，アメリカにおいて舌下錠として製剤化され，わが国では1953（昭和28）年に発売された．以来，今日まで狭心症の治療に欠かせない重要な特効薬としてその地位を維持している．

　ニトログリセリンの抗狭心症作用の機序は，血管平滑筋細胞内で一酸化窒素（NO）となり，これがグアニル酸シクラーゼを活性化してサイクリックGMP（cGMP）を増加し，その結果細胞内Ca^{2+}濃度を減少して冠血管を拡張させることによる．この機序を突き止めた

アメリカの薬理学者フェリド・ムラド（Ferid Murad）ら3名は，1998年にノーベル生理学・医学賞を受賞している．

5) シメチジン

　消化性潰瘍（胃・十二指腸潰瘍）は1980年頃まで難治性疾患であり，出血・穿孔を招くため消化性潰瘍による入院患者は多く，胃摘出手術が行われた．しかし，英国の薬理学者ジェームス・ブラック（James W. Black）が1976年にシメチジンを開発したことで，消化性潰瘍治療の様相は一変する．

　シメチジンはヒスタミン H_2 受容体遮断薬である．体内で産生・放出されるヒスタミンはかゆみ，腫れやアレルギー性炎症（じん麻疹や鼻炎を含む）を引き起こすが，このタイプのヒスタミンの作用に拮抗する薬は，1946年に市販されたジフェンヒドラミンなどである．一方，ヒスタミンは胃液分泌促進作用をもつことも知られていたが，ジフェンヒドラミンなどではまったく拮抗できなかった．ブラックは，ヒスタミン受容体は2種類あるという仮説を立てた．すなわち，アレルギー疾患に関与する受容体（H_1 受容体）と，胃酸分泌に関与する受容体（H_2 受容体）の2つである．研究開始から13年後に，ヒスタミンの胃液分泌作用の方にだけ拮抗する抗ヒスタミン薬であるヒスタミン H_2 受容体遮断薬「シメチジン」を合成し，ヒスタミン受容体仮説の正しさを立証した．

　H_2 受容体遮断薬によって，死因の上位を占める難病であった消化性潰瘍は薬で治癒できるようになり，ブラックには1988年にノーベル生理学・医学賞が授与された．

6) スタチン製剤

プラバスタチン

　成人病の1つに脂質異常症がある．コレステロールなどの脂質が血管を狭窄あるいは閉塞して脳梗塞，狭心症，心筋梗塞，手足などの末梢血管障害を誘発する．1980年代末頃，めぼしい薬のなかったこの領域に「スタチン」系薬物が登場した．日本の製薬会社である三共の研究員だった遠藤章によってスタチンが発見された．

　遠藤は1971（昭和46）年，肝臓でコレステロールが生合成される律速過程に働くHMG-CoA還元酵素に狙いを定め，この酵素を阻害する物質をカビやキノコの培養濾液を材料として*in vitro*で探索に取りかかった．6,000株のスクリーニングを重ねるうち，1973（昭和48）年にアオカビの一種*Penicillium citrinum*から強力な酵素阻害物質を見つけた．この物質の化学構造はスタチンであった．生体での吸収試験や安全性試験に月日を費やしているなか，遠藤によるスタチン発見の成果はアメリカに伝わり，先に1987年スタチンの一種である「ロバスタチン」が米国の製薬会社から発売された．1989年に後を追って三共から「プラバスタチン」が発売された．

　スタチン製剤は血中コレステロールを確実に減少させる画期的なコレステロール低下薬であり，人類にとって重要な死因である動脈硬化に基づく重症循環器疾患の予防と治療に強力な武器となって現在世界を席巻している．

（三澤美和）

●参考文献・・・

〈第1節〉
1）日本薬史学会（編）．薬学史事典．薬事日報社，2016.
2）日本薬史学会（編）　日本医薬品産業史，薬事日報社．1995.
3）経済産業省 工業統計アーカイブス
　　https://www.meti.go.jp/statistics/tyo/kougyo/archives/index.html（最終アクセス日2020年7月30日）
4）国立衛生試験所創立百周年記念事業東衛会実行委員会．国立衛生研究所百年史．国立衛生試験所，1975.

〈第2節〉
1）西川隆．製薬産業の歴史．In：日本薬史学会（編）．薬史学辞典．薬事日報社，2016．p.80-100.
2）日本製薬産業協会．てきすとぶっく　製薬産業2018-2019．2018.

〈第3節〉
1）森岡恭彦．医の倫理―その考え方の変遷．日本医師会HP．医の倫理の基礎知識2018年版．
　　http://www.med.or.jp/doctor/rinri/i_rinri/a04.html（最終アクセス日2022年10月11日）
2）日本薬史学会（編）．薬学史事典．薬事日報社，2016．p.427-429.
3）厚生省五十年史編集委員会（編）．厚生省五十年史．第二節　薬事制度；第二　医薬品の製造承認等に関する基本方針．1988．p.1066-1069.
4）PMDA．ICH医薬品規制調和国際会議．
　　https://www.pmda.go.jp/int-activities/int-harmony/ich/0014.html（最終アクセス日2022年10月11日）

〈第4節〉
1）じほう．薬事ハンドブック2020．2020.
2）日本薬史学会（編）．薬学史事典．薬事日報社，2016.
3）片岡一郎・嶋口充輝・三村由美子．医薬品流通論．東京大学出版会，2004.
4）通商産業調査会（編）．日米構造問題協議最終報告．通商産業調査会，1990.

〈第5節〉
1）梅津浩平．医薬品創製技術の系統化調査：国立科学博物館技術の系統化調査報告．2015；**22** March：84-216.
2）三澤美和．この数十年間のめざましい薬物治療の進歩．In：日本薬史学会（編）．薬史学辞典．薬事日報社，2016．p.442-449.

表10　第二次世界大戦以後に開発された重要な医薬品

年号	薬物
1948	ベンジルペニシリン（以後，アンピシリン，アモキシシリン，イミペネム等）［抗生物質］
1950	ストレプトマイシン［抗生物質］
1950	アミノフィリン［抗喘息薬］
1952	イソニアジド［抗結核薬］
1952	ナイトロジェンマスタード-N-オキシド（以後，シクロホスファミド，イホスファミド等）［抗がん薬］
1952	ペントバルビタール［静注麻酔薬］
1952	ジフェンヒドラミン（以後，クロルフェニラミン，フェキソフェナジン等）［ヒスタミンH_1受容体遮断薬］
1953	ジヒドロコデイン［鎮咳薬］
1955	エリスロマイシン（以後，クラリスロマイシン，アジスロマイシン等）［抗生物質］
1955	クロルプロマジン（以後，レボメプロマジン，ペルフェナジン等）［抗精神病薬］
1956	プレドニゾロン（以後，デキサメタゾン，ヒドロコルチゾン，フルチカゾン等）［副腎皮質ステロイド］
1957	イソプレナリン（以後，サルブタモール，サルメテロール等）［β_2受容体作動性抗喘息薬］
1957	トルブタミド（以後，グリベンクラミド等）［スルホニル尿素系抗糖尿病薬］
1958	アセトアミノフェン［解熱鎮痛薬］
1959	ハロタン（以後，イソフルラン，セボフルラン等）［吸入麻酔薬］
1959	イミプラミン（以後，アミトリプチリン，アモキサピン）［三環系抗うつ薬］
1961	メトホルミン［ビグアナイド系抗糖尿病薬］
1962	ワルファリン［抗凝血薬］
1964	ジアゼパム（以後，エチゾラム，ロラゼパム等）［催眠・抗てんかん・抗不安薬］
1965	セファロスポリンC（以後，セフォチアム等）［セフェム系抗生物質］
1965	クロフィブラート（以後，ベザフィブラート等）［$PPAR\alpha$活性化薬（脂質異常症治療薬）］
1965	フロセミド（以後，ブメタニド，トラセミド等）［ループ利尿薬］
1966	プロプラノロール（以後，メトプロロール，アテノロール等）［β_2受容体遮断薬］
1967	フルオロウラシル［ピリミジン代謝拮抗薬（抗がん薬）］
1971	イブプロフェン（以後，ロキソプロフェン）［プロピオン酸系非ステロイド性抗炎症薬］
1972	レボドパ［抗パーキンソン薬］
1975	バルプロ酸［抗てんかん薬］
1976	ニフェジピン（以後，アムロジピン等）［Ca拮抗薬（降圧・抗狭心症・抗不整脈薬）］
1981	ミコナゾール［アゾール系抗真菌薬］
1981	チクロピジン（以後，クロピドグレル等）［ADP（$P2Y_{12}$）受容体遮断薬（抗血小板薬）］
1982	シメチジン（以後，ファモチジン等）［ヒスタミンH_2受容体遮断薬（抗潰瘍薬）］
1982	硝酸イソソルビド［抗狭心症薬］
1983	カプトプリル（以後，エナラプリル等）［アンギオテンシン変換酵素阻害薬（降圧薬）］
1984	シスプラチン（以後，カルボプラチン等）［白金製剤（抗がん薬）］

1987	ノルフロキサシン（以後，シプロフロキサシン等）［キノロン系抗菌薬］
1988	アルプロスタジル，リマプロスト［プロスタグランジンE_1系製剤（血管拡張薬）］
1989	プラバスタチン（以後，ロスバスタチン，アトルバスタチン等）［HMG-CoA還元酵素阻害薬（脂質異常症治療薬）］
1991	オメプラゾール（以後，ランソプラゾール等）［プロトンポンプ阻害薬（抗潰瘍薬）］
1991	フィルグラスチム［G-CSF製剤（白血球減少症治療薬）］
1991	アルテプラーゼ（以後，モンテプラーゼ）［組織プラスミノーゲン活性化因子（血栓溶解薬）］
1993	タクロリムス［カルシニューリン阻害薬（免疫抑制薬）］
1994	オンダンセトロン（以後，グラニセトロン等）［セロトニン5-HT_3受容体遮断薬（制吐薬）］
1998	ロサルタン（以後，カンデサルタン，バルサルタン等）［アンギオテンシンⅡAT_1受容体遮断薬（降圧薬）］
1999	ドネペジル［中枢性AChE阻害薬（認知症治療薬）］
1999	ノルエチステロン＋エチニルエストラジオール［経口避妊薬］
1999	メトトレキサート［抗リウマチ薬として］
1999	フルボキサミン（以後，パロキセチン等）［選択的セロトニン再取り込み阻害薬（抗うつ薬）］
1999	シルデナフィル（以後，タダラフィル等）［ホスホジエステラーゼ5阻害薬（勃起不全改善薬）］
2000	ヘリコバクター・ピロリ除菌のための三剤併用療法
2000	ザナミビル（以後，オセルタミビル等）［抗インフルエンザウイルス薬］
2001	トラスツズマブ（抗HER2抗体），リツキシマブ（抗CD20抗体）［抗がん薬］
2001	アレンドロン酸（以後，パミドロン酸等）［ビスホスホネート系骨粗しょう症治療薬］
2001	クエチアピン，オランザピン［多元受容体標的化抗精神病薬（MARTA）］
2002	インフリキシマブ（以後，アダリムマブ）［腫瘍壊死因子（TNFα）阻害薬（抗リウマチ薬）］
2002	ゲフィチニブ（以後，イマチニブ等）［チロシンキナーゼ阻害薬（抗がん薬）］
2002	ゾルミトリプタン，エレトリプタン［トリプタン系片頭痛治療薬］
2005	エタネルセプト［TNFαデコイ受容体（抗リウマチ薬）］
2005	アルガトロバン（以後，ダビガトラン）［抗トロンビン薬（抗凝固薬）］
2007	フェンタニル［オピオイド系鎮痛薬］
2007	エゼチミブ［小腸コレステロールトランスポーター阻害薬（脂質異常症治療薬）］
2008	プランルカスト（以後，モンテルカスト等）［抗ロイコトリエン受容体遮断薬（抗喘息薬）］
2009	シタグリプチン（以後，ビルダグリプチン等）［インクレチン分解酵素DPP-4阻害薬（抗糖尿病薬）］
2009	アプレピタント［ニューロキニンNK_1受容体遮断薬（制吐薬）］
2009	オマリズマブ［抗IgE抗体（抗喘息薬）］
2014	ニボルマブ（抗PD-1抗体）（以後，イピリムマブ等）［抗がん薬］
2014	カナグリフロジン，イプラグリフロジン［尿細管グルコース/Na^+トランスポーターSGLT-2阻害薬（抗糖尿病薬）］
2019	イバブラジン［洞結節HCNチャネル遮断薬（慢性心不全治療薬）］

（年号は本邦で上市された年）

課題─疾病に対する製薬産業の役割，企業の社会的役割

1. 疾病に対する製薬産業の役割について説明しなさい．
2. 企業の社会的役割について説明しなさい．

※解説はp.128を参照

第5章

薬事制度の歴史

近代国家は法律に基づき運営されている．医薬品の不適正な使用によって社会に大きな問題が生じた場合には，行政として対処しなければならない．本章では，わが国の薬事制度が成立した経緯をはじめ，様々な制度の歴史を紹介する．制度の歴史を知ることで，今ある制度がなぜ必要であるのかを理解することができるだろう．

❶ 明治時代の薬事制度

(1) 西洋医術の採用と受容

1) ドイツ医学導入を決める

明治政府は富国強兵・殖産興業の基礎として医事衛生制度，医事衛生組織の整備を重視し，1868（慶応4）年3月7日，太政官布告第141号により西洋医術採用を布告した．これは，明治維新に伴う戊辰戦争に際して，西洋医学が医療の実践と病院の経営に極めて有用であったことが背景と言われている．

同年6月には幕府の西洋医学による診療教育機関であった「医学所」を復興し，変遷を経て，1869（明治2）年2月に医学校兼病院，同年12月には大学東校（東京大学医学部の前身）となった．1870（明治3）年2月には医学取調御用掛であった相良知安，岩佐純らの進言を受けてドイツ医学の導入を決定した．

2) 近代薬学は医学校製薬学科に始まる

日本の近代薬学は，1873（明治6）年6月の第一大学区医学校製薬学科（東京大学薬学部の前身）に始まる．麻黄からのエフェドリン単離などで，和漢薬を対象とした日本独自の成果を挙げ，「わが国薬学の父」と言われる長井長義以来，製薬志向で，特に有機化学を重視し，病態や医療には関心が薄く，調剤学などの薬剤師教育を軽んじていたと言われている．しかしながら，黎明期には，模範薬局を整備した丹羽藤吉郎，「薬学ノ運命如何」で生理学，薬効学などの他科学問の習得の必要性を説いた柴田承桂，水質・食品検査や毒物鑑定を薬学の一分野として積極的に取り込んだ丹波敬三の進言など，必ずしも有機化学一偏倒の考え方ばかりではなかった．

すでに西洋では，医薬分業が当然のものとされ，医学とは別個の「薬学」という学問領域が確立していた．大学病院の整備を求められたお雇い外国人のミュルレルが，大学病院

薬局の整備に薬剤師の招聘を要求したのは西洋の常識からは当然であり，黎明期に西洋で実地に学んだ留学生は医科，薬科を問わず，医師の処方を薬剤師が独立の立場でチェックする西洋の医薬分業のシステムを認識していたはずである．

　しかしながら，当時は，西洋諸国から輸入される医薬品の鑑定や国産化が急務であり，医務局長の長与専斎（後に医学校長を兼務）の「製薬学校設立申請書」にみられる真贋鑑別や製薬に重きを置く姿勢はやむを得なかったものと考えられる．

(2) 売薬（現在のOTC[※]）について

　1870（明治3）年12月7日に大学東校に売薬取締局が設置され，同23日に売薬取締規則が布告され，売薬の内容を検査の上で免状を与えることとなった．売薬に勅許，御免などの文字や神仏夢想，家伝秘法などの記載を禁じた．処方，効能，用法，定価などの提出を求め，一方，優良な売薬を発明した者には7年間の専売を許すなど，優良売薬奨励の方針とした．しかしながら，江戸期以来の習慣になじまず，1872（明治5）年7月には売薬取締局，売薬取締規則ともに廃止され，売薬検査は1873（明治6）年11月から文部省医務局で行われるようになった（1875（明治8）年より内務省衛生局所管）．

　1877（明治10）年，売薬のうち有害なものを取り締まる「売薬規則」が制定された．これは有効性は問わず，無害であれば認める無害無効主義のものであった．売薬営業者には薬剤ごとに売薬税を課した．これに対し，少量多品目を製造・販売していた薬業家の負担は大きく，「売薬本舗」や「売薬問屋」の業態が生まれ，売薬業発展の契機となった．

　1877（明治10）年2月9日，毒薬劇薬取締規則が公布され，毒薬19種，劇薬46種を規定した．1878（明治11）年11月17日発令の売薬検査心得書では，毒劇薬の使用を厳しく制限した．1882（明治15）年10月27日に売薬印紙税規則が公布され，定価の一割の印紙税が課された．

(3) 薬局・薬剤師制度について

　1874（明治7）年8月に衛生行政の中央・地方行政機構，医学教育の体系，病院の設立運営基準，医師・産婆・針灸業者の免許など，薬事行政組織と薬舗主（現在の薬剤師）免状，薬舗（現在の薬局）開設許可など調剤資格を定めた医制が公布された．これにより西洋医学・医薬が本格導入され，医師の医薬品販売を禁じ，調剤を薬学の専門家に専ら行わせるという医薬分業の始まりともなった．

　1875（明治8）年公布，翌年1月から施行された薬舗開業試験制度では，薬舗開業に際し，薬舗主の試験に合格し，免許を得ることを要件とした（すでに開業している者に対しては免除）．後述する薬品取締規則を取り込む形で1889（明治22）年3月に公布された薬品営業

※OTC：over the-counterの略．医師の処方箋なしで購入できる一般用医薬品のこと．

並薬品取扱規則（薬律）では，「薬剤師」の呼称を定め，医薬品の製造及び販売を薬剤師に限定した．しかし，薬舗開業試験（東京，大阪，京都の三府では1876（明治9）年から，後に全国で実施），1890（明治23）年の「薬剤師試験規則」にも関わらず，薬剤師という職業への理解の欠如などもあり，正規の学校の卒業者又は試験合格者は少なく，早くも1884（明治17）年には政府は医薬分業政策を事実上放棄することとなった．このため，薬律では，薬剤師不足や伝統的な医師による自己調剤の慣習から，医師の自己調剤が例外として認められ，事実上，常態化することとなった．薬剤師側は，法による強制分業を目指したが，医師らの強い反対により頓挫した．これは現在に続く問題である．

(4) 日本薬局方，衛生試験所と医薬品国産化

　西洋薬の輸入は幕末から行われていたが，当時は制限貿易であったため，量は少ないものの，品質は確かであり，極めて信用は高かった．1858（安政5）年の日米修好通商条約により外国貿易が自由になると，それまでの輸入医薬品への信用と，国内の薬舗の専門知識の不足に乗じて，粗悪品が横行した．明治政府は医薬品取締りの強化による不良医薬品輸入の防止，医薬品を扱う業者の近代薬学に関する知識技術の修得，医薬品の国内生産を政策とした．

　長崎税関長官から，輸入医薬品の検査を依頼された長崎医学校分析学教師ゲールツは，長官あて報告書でオランダ，ドイツの偽造，粗悪医薬品取締りの制度を取り上げ，薬店監視と薬品検査機関設置を提議し，初代衛生局長与専斎に対し，日本薬局方の制定，粗悪な輸入薬品の検査・取締りを行う司薬場（薬品試験所）の開設提言がなされた．これを受け，政府は1874（明治7）年3月に輸入医薬品の検査と衛生試験を行う官営の東京司薬場（国立医薬品食品衛生研究所の前身）を設置，1875（明治8）年には京都，大阪に司薬場を設けた．

　1874（明治7）年12月に薬品取締及罰則を制定し，贋薬の取締りを行った．

　各司薬場は製薬技術の指導に当たるとともに，1877（明治10）年夏のコレラのまん延時には東京司薬場のプリュへの指揮下で石炭タールからの石炭酸の大量生産に当たった．また，1879（明治12）年にプリュへの後任となったエイクマンは青少年に多い脚気の原因が食事にあるとして，食品分析を実施，食品衛生試験の領域を開拓した．

　また，医薬品の品質基準として，1880（明治13）年11月に中央衛生会に薬局方の編纂を委ね，1886（明治19）年6月に第一版「日本薬局方」が公布された．西洋薬の国産化は進まず，輸入品依存が続いたため，1883（明治16）年，医薬品の国産化を目的に半官半民の大日本製薬会社（現・住友ファーマの源流）が設立され，東京司薬場所長の長井長義が初代社長となった．組織・所管の変遷を経て，1883（明治16）年5月，司薬場は内務省衛生局東京・大阪・横浜試験所に，1887（明治20）年には内務大臣直轄の東京・大阪・横浜試験所と改められた（**表11**）．

（齋藤充生）

表11　明治時代の主な事項

1868（慶応4・明治元）	西洋医術採用を布告
1870（明治3）	大学東校に売薬取締局設置 売薬取締規則
1873（明治6）	薬剤取調之法
1874（明治7）	東京司薬場設置 医制 薬品取締及罰則
1875（明治8）	薬舗開業試験制度
1877（明治10）	売薬規則 毒劇薬取扱規則
1880（明治13）	薬品取扱規則
1883（明治16）	大日本製薬会社設立
1886（明治19）	日本薬局方制定
1889（明治22）	薬品営業並薬品取扱規則（薬律）公布

❷ 厚生労働省の歴史

　厚生労働省の歴史は長く，厚生省が設置された1938（昭和13）年1月11日以前の，内務省衛生局，社会局を中心とする歴史も重要である．

　本節では，明治維新前後から厚生省創設までの「厚生省前史」，「厚生省創設から終戦までの厚生行政」，「戦後の厚生行政」，「高齢化社会時代の厚生行政」，「厚生省から厚生労働省へ」の5つに分けて，厚生行政の歴史の概要を解説する．

(1) 厚生省前史

　1868（明治元）年の明治新政府成立後，新政府の大きな課題は，西欧諸国からの立ち遅れを速やかに回復し，近代国家を形成して「西欧諸国に伍す」ことであった．このため，富国強兵，殖産興業，文明開化などの近代化政策が進められた．

　厚生省の母体となった内務省が設立されたのは1873（明治6）年である．それ以前は，文部省の下で行政機構の整備が進み衛生行政は進展したが，1875（明治8）年に衛生行政の所管は内務省に移管され，衛生局で実施されることとなった．また，労働関係や健康保険といった社会行政を担う内務省社会局については，1917（大正6）年に設置された地方局の救護課が1919（大正8）年に社会課と改称され，その後社会局となる．

(2) 厚生省創設から終戦までの厚生行政

　軍事色も濃くなる昭和初期の日本において，世界恐慌や結核死亡率の増加などに対し

て，陸軍は，国民の体力向上及び結核撲滅のための組織として，衛生省を設立する構想をもっていた．一方，1937（昭和12）年6月首相に就任した近衛文麿は独自に福祉国家建設の構想を有し，陸軍の主張する衛生行政に限らず，当時内務省社会局や逓信省簡易保険局などが所管していた行政分野を含めて，大きな社会政策的行政組織を作ろうと考えていた．

厚生省の創設に当たっては，こうした2つの潮流があり，この両者の構想を統一した形で厚生省が誕生した．この厚生省の組織を従前の機構と比較すると，衛生行政機構の拡充が目にとまる．内務省時代は衛生局一局であったが，厚生省においては三局が設置され，さらに体力局は全局の筆頭に挙げられていた．なお，初代厚生大臣には木戸幸一文相が兼任し，次官は当初より厚生省創設の任に当たった広瀬久忠が就任した．

厚生省創設から太平洋戦争開戦までの期間，軍事援護，労務需給対策の必要性の高まりなど，時局の要求に応じて，厚生省の組織の改編が行われた．特に，1938（昭和13）年3月29日，衛生技術者の養成訓練及び公衆衛生学の総合研究を行うための機関として，公衆衛生院が設置された．また，これに先立ち，1935（昭和10）年1月1日に都市保健館が東京の京橋に，1938（昭和13）年1月10日には農村保健館が埼玉県所沢に設けられた．これらは公衆衛生院の実習場として設けられたものであり，併せて地区内の衛生状態の向上にも努めるものとされていた．この実習地区構想は，米国の公衆衛生学を導入したものであり，公衆衛生院及び実習場の設置に当たっては，ロックフェラー財団から指導と援助を仰いだ．

その後，1945（昭和20）年8月15日の終戦まで，戦時下での厚生行政が実施された．

(3) 戦後の厚生行政

戦後のわが国の社会・経済の状態の下において，国民生活および社会の安定のためには，緊急に生活援護体制を整えなければならなかった．この緊急の生活援護体制は，国の責任により無差別平等に最低生活の保障を行うというGHQ（連合国軍最高司令部）の方針に沿って公的扶助を中心に実施された．社会保障制度では失業保険制度と労働者災害補償保険制度が創設されたが，その中軸である医療保険と年金保険は制度の立直しに汲々としている状況であった．

一方，終戦後の極端な衛生状態の悪化や医薬品，医療施設の不足，医療従事者の不足・資質の低下の中で，GHQの指示を受けて衛生行政の改革が行われた．すなわち，中央・地方の衛生行政組織の改革，伝染病対策として「予防接種法」（1948年/昭和23）の制定，陸軍海軍病院等を一般国民に開放する国立病院・療養所の設置，医療施設の充実や医療従事者の資質の向上を図る「医療法」（1948年/昭和23）および医療関係者の新しい法律の制定などが行われた．

さらに，1948（昭和23）年7月に発表されたワンデル勧告（ワンデル（W.H. Wandel）を団長とする米国社会保障制度調査団の報告書）を受けて，1949（昭和24）年5月に発足した社会保障制度審議会が，1950（昭和25）年10月に「社会保障制度に関する勧告」を行い，

これによってわが国の社会保障制度の整備の方向が示されることとなった.

(4) 高齢化社会時代の厚生行政

　高度経済成長期を通じて，わが国の社会保障制度はその充実・改善が図られてきたが，1972（昭和47）年から1973（昭和48）年にかけては，政府の福祉充実政策の下で社会保障制度の一層の改善・充実が図られ，わが国の社会保障制度は制度的には西欧諸国と遜色のないものとなった．そのような背景の中で，わが国は，1973（昭和48）年秋の第一次石油危機を迎えた．石油価格の高騰は，物価を急上昇させるとともに，企業収益を圧迫し，高度経済成長の終焉をもたらした.

　一方，わが国の人口の高齢化，すなわち65歳以上人口の総人口に占める比率の増加は，すでに1955（昭和30）年ごろから始まっていたが，その後も，出生率の低下によって年少人口が減少したこと，その反面で高齢者の死亡率が低下したことによって，人口高齢化の速度は早まっていった．戦後の公衆衛生の進歩，医療体制の充実，医学医術の進歩，生活水準の向上などによって，平均寿命は着実に上昇し，わが国は世界に冠たる長寿国となった．このような人口の高齢化と長寿化は，高齢者の扶養や介護の問題，年金や医療費負担の問題，さらに教育・住宅・雇用問題などについてわが国の社会経済全体に基本的な課題を投げかけ，今なお，様々な対応を実施している.

(5) 厚生省から厚生労働省へ

　1996年（平成8）11月，内閣総理大臣を会長とし，15人の有識者からなる「行政改革会議」が発足した．行政改革会議は，新たな中央省庁のあり方や行政機能の減量・効率化などを検討課題とし，最終報告を取りまとめた．最終報告においては，21世紀の国家機能を「国家の存続」「国富の確保・拡大」「国民生活の保障・向上」「教育や国民文化の継承・醸成」の4つに分類し，中央省庁を行政機能・目的別に再構成するものとされた．最終報告後，中央省庁等改革関連法案が第145回通常国会に提出され，1999（平成11）年7月に成立・公布された.

　中央省庁の再編により，2001（平成13）年1月から，厚生省と労働省を統合した「厚生労働省」が発足した.

　厚生労働省の任務は，行政改革会議最終報告に掲げられた国家機能の4分類の1つである「国民生活の保障・向上」を一義的な任務とし，あわせて，経済の発展に寄与するものとされている．厚生労働省は，これらの基本的な任務を達成するため，社会福祉・社会保障・公衆衛生の向上・増進や労働者の働く環境の整備・職業の確保等を図るものとされた（**図20**）.

　そして2022（令和4）年現在，厚生労働省は，国民生活の全般に関係する省として，重要な役割を担っている.

（益山光一）

・厚生ってなに？
　この語源は，「正徳利用厚生」（書経）で，その蔡伝(さいでん)にあるとおり，「衣食を十分にし，空腹や寒さに困らないようにし，民の生活を豊かにする」という意味です．※
　●蔡伝（南宋の学者，蔡沈の著した「書経」のこと）より

「衣⌐帛食⌐肉不⌐飢不⌐寒之類所⹀以厚⹀民之生⹀也」

・労働ってなに？
　「労働」とは，骨折ってはたらく（諸橋轍次著「大漢和辞典」）という意味で，「働」の字は国字（日本で作られた漢字）です．
　中国では，「労動」として，古くは荘子「形足⹀以労動⹀」，魏志‒華陀伝「人体欲⌐得⹀労動⹀」として出ています．

・厚生労働省って英語で何というの？
　「Ministry of Health, Labour and Welfare」です．これは，人が生まれ，健康に（Health），働き（Labour），安心して生活を送る（Welfare）という厚生労働行政の考え方に沿って決められています．

図20　厚生労働省という名称が持つ意味
出典：厚生労働省ウェブサイト
※語源については諸説あり．

❸ 薬害と薬事制度の歴史

（1）主な薬害と薬事制度改正

　薬害とは，制度の不備・軽視，対策の遅れにより医薬品による健康被害が事件化・社会問題化したものである．薬害事件を契機にその都度，薬事制度の見直しが図られてきたが，新たなタイプの薬害も生じている（**表12**）．

表12　主な薬害と制度改正

1948〜1949（昭和23〜24）	ジフテリア予防接種による健康被害　被害者924人
1956（昭和31）	ペニシリンショック
1961（昭和36）	現行薬事法施行
1958〜1962（昭和33〜37）	サリドマイドによる胎芽症　被害者約1,000人
1965（昭和40）	アンプル入り風邪薬事件 WHO医薬品副作用モニター制度発足
1967（昭和42）	医薬品の製造承認等に関する基本方針の通知 医薬品副作用報告制度開始（行政指導による企業報告及びモニター医療機関による医薬品副作用モニター制度）
1967（昭和42）	ストレプトマイシン聴覚障害

1953～1970（昭和28～45）	キノホルム製剤によるスモンの発生　被害者1万人以上
1959～1975（昭和34～50）	クロロキンによる網膜症
1970（昭和45）～	陣痛促進剤による被害
1973（昭和48）	解熱剤による四頭筋短縮症　被害者約1万人
1975（昭和50）	クロラムフェニコールによる再生不良性貧血
1979（昭和54）	薬事法改正（再評価・再審査制度，企業の副作用報告義務化，緊急命令・回収命令規定を新設等） 医薬品副作用被害救済基金法制定（医薬品副作用被害救済制度制定）
1948～1988（昭和23～63）	予防接種によるB型肝炎　40万人以上
～1988（昭和63）	血液製剤によるHIV（ヒト免疫不全ウイルス）感染（薬害エイズ）被害者1,400人以上
1993（平成5）	薬事法改正（審査事務改善，研究開発促進の法制化等） 医薬品副作用被害救済・研究振興基金法改正（医薬品副作用被害救済・研究振興調査機構への改組，審査体制強化）
1989～1993（平成元～5）	MMRワクチン接種による無菌性髄膜炎　被害者約1,800人
1993（平成5）	ソリブジン事件
1996（平成8）	薬事法改正（企業の感染症報告・海外措置報告等の義務化，GCP・GLP等の義務化）
1997（平成9）	添付文書様式改訂（重要な記載順，表形式導入）
～1997（平成9）	ヒト乾燥硬膜の使用によるプリオン感染症（薬害ヤコブ病）被害者141人
2002（平成14）	薬事法・安全な血液製剤の安定供給の確保等に関する法律改正（生物由来製品の安全性確保の充実，市販後安全対策の充実と承認・許可制度の抜本的な見直し） 独立行政法人医薬品医療機器総合機構法制定（感染被害救済制度制定，審査関連業務の再編充実，安全対策業務の強化）
～2002（平成14）	血液製剤によるC型肝炎ウイルス感染（薬害C型肝炎）被害者約1万人
2002（平成14）	イレッサによる間質性肺炎等の肺障害
2004（平成16）	独立行政法人医薬品医療機器総合機構の発足
2006（平成18）	薬事法改正（一般用医薬品のリスクに応じた販売制度等制定等）
2010（平成22）	肝炎検証委員会の薬事行政改革提言
2013（平成25）	医薬品リスク管理計画（RMP）の導入
2014（平成26）	薬事法改正（6月：OTCネット販売，要指導薬） 医薬品，医療機器等の品質，有効性及び安全性の確保等に関する法律（医薬品医療機器等法）に改称（11月：目的に保健衛生上の危害の発生及び拡大の防止のための必要な規制を行うことを明示，各関係者の責務・役割，添付文書届出，再生医療製品等）
2019（令和元）	医薬品医療機器等法改正（先駆的医薬品制度，条件付き早期承認制度の拡大，添付文書の電子化，薬剤師による継続的な服薬状況の把握及び薬学的管理の義務付け，地域連携薬局・専門医療機関連携薬局の創設，医薬品等総括製造販売責任者の薬剤師要件の緩和等）
2022（令和4）	医薬品医療機器等法等改正（緊急承認制度，電子処方箋）

1) 品質が問題とされた事例

　昭和20年代から30年代には，不活化不十分なジフテリア予防接種による健康被害，精製不十分によるペニシリンショックなどが発生し，1961（昭和36）年に現行薬事法（現・医薬品医療機器等法）が施行された．国民皆保険制度も実施されたが，出来高払い制と薬価差益のため薬漬け医療の弊害も生んだ．

2) 医薬品評価法が問題とされた時期

　1958〜1962（昭和33〜37）年にサリドマイドによる胎芽症が発生し，1967（昭和42）年に承認申請時の添付資料等を示した「医薬品の製造承認等に関する基本方針について」が通知された．薬効問題懇談会の答申を受け，1971（昭和46）年には，1967（昭和42）年以前に承認された医薬品の有効性と安全性を再検討する再評価制度を開始した．それまで欧米先進国で承認された医薬品は，簡略な書面審査のみで国内承認されていたが，日本国内で臨床試験を実施することが必要となった．これは後に海外で承認されている薬が国内で使用できないドラッグ・ラグの遠因となった．

3) 医薬品の使用方法が問題とされた事例

　昭和40年代には，キノホルム製剤によるスモン，クロロキンによる網膜症，解熱剤の筋注による四頭筋短縮症，陣痛促進剤による被害，クロラムフェニコールによる再生不良性貧血など，医薬品の不適切な使用による薬害が発生した．スモンは1972（昭和47）年の「難病対策要綱」の対象となった．

　1979（昭和54）年の薬事法改正で，目的に「医薬品等の品質，有効性及び安全性を確保する」を明示し，治験計画の届出の義務化，承認に関する規定の整備，再審査制度・再評価制度の法制化，企業の副作用報告義務化，緊急命令・回収命令の新設等が行われた．また，医薬品副作用被害救済基金法が制定され，医薬品副作用被害救済制度が発足した．

　1993（平成5）年の販売開始直後にソリブジン事件が発生した．添付文書の様式や記載順の問題から，相互作用などの使用上の注意が医師に気づかれないことが指摘され，1997（平成9）年に重要な順に記載する，表形式を導入するなどの添付文書様式の改訂が行われた．2000（平成12）年には，新医薬品に市販後6か月間，重点的に調査を行う市販直後調査が導入されたが，2002（平成14）年に，イレッサによる間質性肺炎などの肺障害が発生した．

4) 未知の病原体混入が問題とされた事例

　1948（昭和23）年から1988（昭和63）年までの間，集団予防接種やツベルクリン反応検査で注射器などが連続使用されたことが原因で，B型肝炎ウイルス感染が拡大した（2011（平成23）年，国と原告との間で「基本合意書」を締結）．

　米国産血液製剤により，1988（昭和63）年まで，血液製剤によるHIV感染（薬害エイズ）が発生した．海外における安全性情報の収集が不十分であり，米国で実施された製剤の切り替えに迅速に対応していなかった．1989〜1993（平成元〜5）年にはMMRワクチン（新

三種混合ワクチン）接種による無菌性髄膜炎が発生し，おたふく風邪ワクチン株の選定と被害発生当初の対策の遅れが問題となった．

　薬害エイズ事件を契機とした1996（平成8）年の薬事法改正では，医薬品の治験から承認審査，市販後までに至る安全性確保としてGLP，GCP，GPMSPが法制化され，医薬品による感染症などの発生および外国で保健衛生上の危害の発生等の防止措置が取られた場合の報告を義務化した．

　1997（平成9）年に医療機器のヒト乾燥硬膜によるプリオン感染症（薬害ヤコブ病）が判明した．2002（平成14）年の薬事法改正では，不活化処理の方法などの医薬品の品質に影響を与える事項の変更承認を義務化し未承認で行った場合の罰金刑を引き上げ，医療関係者等には医薬品の副作用等や感染症の発生時の保健衛生上の危害の発生又は拡大を防止するための厚生労働大臣への報告，血液製剤等の特定生物由来製品の使用時に患者に製剤の安全性と有効性についてのインフォームド・コンセント（IC）を義務化し，2004（平成16）年に生物由来製品感染等被害救済制度が創設された．一方，2002（平成14）年までに血液製剤によるC型肝炎ウイルス感染（薬害C型肝炎）が発生した（2009（平成21）年肝炎対策基本法）．

(2) 国際的動向と体制強化

1) WHOの副作用モニタリング制度と国内対応

　1950（昭和25）年の米国でのクロラムフェニコールによる再生不良性貧血とその対策やサリドマイド事件を受け，1965（昭和40）年に各国政府が収集した副作用情報をWHOにフィードバックするWHO医薬品副作用モニター制度が発足した．

　日本では1967（昭和42）年より192施設の大学病院・国立病院をモニター病院とする副作用症例収集が開始され，後に全医療機関および製薬企業に拡大した．1971（昭和46）年新薬の副作用報告義務を2年間から3年間に延長し，翌1972（昭和47）年にはWHO国際副作用制度に参加した．2004（平成16）年に日米間で医薬品の情報共有に関連する覚書を締結し，2007（平成19）年には，日EU間でも同様の覚書を結んだ．

2) 独立行政法人医薬品医療機器総合機構 (PMDA) の設置

　1997（平成9）年承認審査の専門性の向上，体制の充実強化などを図るため，国立医薬品食品衛生研究所に医薬品医療機器審査センター（PMDEC）が設置され，米国にならったチーム審査制度が導入された．また，医薬品副作用被害救済・研究振興調査機構（旧機構）において，治験相談，承認審査資料の信頼性調査等を開始した．

　2003（平成15）年には，薬事・食品衛生審議会血液事業部会に血液製剤を使用する患者の代表らで構成される運営委員会の設置，2004（平成16）年にはPMDEC，旧機構などを整理統合し，独立行政法人医薬品医療機器総合機構（PMDA：Pharmaceuticals and Medical Devices Agency）が設置された．

2006（平成18）年には医療法改正により，医薬品の安全使用のための業務手順書の作成や安全使用のために必要となる情報の収集等を義務化し，薬事法改正により，一般用医薬品のリスクの程度に応じた販売制度を導入した．また，2013（平成25）年より，医薬品リスク管理計画（RMP）が導入され，安全対策の設計思想の見える化が図られた．

3) 薬事法改正で強化

2014（平成26）年，薬害肝炎事件の検証及び再発防止のための医薬品行政のあり方検討委員会の「薬害再発防止のための医薬品行政等の見直しについて（最終提言）」に基づく薬事法改正が行われ，名称を「医薬品，医療機器等の品質，有効性及び安全性の確保等に関する法律」（医薬品医療機器等法）に変更，「医薬品等の使用による保健衛生上の危害の発生及び拡大の防止」が目的に加えられた．これにより国，都道府県，医薬品等関連事業者等，医薬関係者，国民の各関係者の責務・役割の規定の追加，添付文書等記載事項の届出等を規定，再生医療等製品に早期臨床導入のために条件・期限付き承認制度が作られた．

これは2019（令和元）年の改正で医薬品，医療機器にも導入され，他にも，薬剤師による継続的な服薬状況の把握及び薬学的管理の義務付け，薬局機能分化，添付文書の電子化などが盛り込まれた．2022（令和4）年には，緊急承認制度，電子処方箋の仕組みが創設された．

（齋藤充生）

❹ 薬事関連法規の歴史

「医薬品，医療機器等の品質，有効史及び安全性の確保に関する法律」（医薬品医療機器等法）や薬剤師法などの薬事関連法規の歴史を振り返ると，その近代の規制は，売薬や西洋薬について対応を始めた幕末から明治維新にまで遡る．

(1) 近代薬事関係法規の確立

幕末より西洋医術の流入に伴って様々な西洋薬が輸入されていたが，旧幕府時代は制限貿易であったため，量は少ない代わりに品質は確かであり，極めて信用が厚かった．1858（安政5）年の日米修好通商条約の締結によって外国貿易が自由になると，輸入の医薬品に対する信用と，国内の薬舗の専門知識の不足に乗じて粗悪品が横行した．

1) 取締り強化策を打ち出す

そのため新政府は，第一に医薬品取締りの強化によって不良医薬品の輸入を防ぎ，第二に医薬品を取り扱う業者に近代薬学の知識技術を習得させ，第三に医薬品の国内生産を進めることを政策として採らなければならなかった．そこで，新政府は1874（明治7）年3月，輸入医薬品の検査と衛生試験を行うため東京に，さらにその後，京都と大阪に司薬場

を設けた．1874（明治7）年，「医制」の布達に伴って，政府は「薬品取締及罰則」（明治7年12月25日；太達番外）を制定し，贋薬敗薬の販売を取り締まることとした．

　しかし，当時の不良医薬品を取り締まるためには，まず前提となる医薬品についての品質基準が必要となったため，政府は1880（明治13）年，中央衛生会に薬局方の編纂を委ねた．薬局方の作業は困難を極めたが，1886（明治19）年に至り第1版「日本薬局方」（明治19年6月25日；内務省令第10号）が公布された．

国立医薬品食品衛生研究所の歴史

　1874（明治7）年に医薬品試験機関としての官営の東京司薬場として発足．わが国で最も古い国立試験研究機関である．1887（明治20）年に東京衛生試験所と改称．1914（大正3）年には，第一次大戦の影響により，医薬品の輸入が途絶えたため，重要医薬品の製造を開始，多くの医薬品の国産化に成功した．

　1938（昭和13）年厚生省の発足に伴い，厚生省の所管となった．1946（昭和21）年に神田和泉町の庁舎から世田谷区用賀に移転，1949（昭和24）年に国立衛生試験所と改称され，大阪衛生試験所は大阪支所となった．

　1997（平成9）年7月，国立医薬品食品衛生研究所に改称するとともに，医薬品等の承認等審査を行う医薬品医療機器審査センターを新設した．

　2017（平成29）年10月，川崎市殿町にある国際戦略拠点「キングスカイフロント」に移転．世界的な視野に立った活力ある試験・研究を行うとともに，関連分野における国際協力を支える機関としての責任を果たしている．

出典：国立医薬品食品衛生研究所ウェブサイトより抜粋

---

2) 薬舗主の知識・技術の向上を目指す

　次に医薬品を取り扱う業者の知識・技術を高める必要があったが，当時の薬舗主となるための修業教育の体制は，医学教育よりもさらに遅れていた．「医制」の布達により，3府（現在の1都2府）においては，薬舗主の資格が実地経験と所定の試験の合格によって免許を受けたものに限定されたが，暫定措置として従来より開業している者は無試験で免許が受けられた．また，薬舗手代についても同様に，試験による免状が必要となった．

　薬舗開業試験は1876（明治9）年3府で実施されたものの，既開業の者は従来どおり開業が続けられたことから，試験を受ける者は少なかった．その後，試験は全国で行われ，さらに1890（明治23）年には「薬剤師試験規則」（明治22年3月27日；内務省令第3号）によって行われることとなったが，依然として正規の学校の卒業者または試験合格者は少なかった．この理由として，医制においてこそ調剤を薬学の専門家に専ら取り扱わせるという医薬分業を原則とする前提の下に専門家を養成する方針を採ったものの，1884（明治17）年には種々の事情により政府が医薬分業を事実上中止したこと，また薬業者となる実益が乏

しいうえ，この職業に対する一般の理解が少なかったことが挙げられる．

3) 医師と薬舗の兼業を認める

「医制」布達当時の文部省の方針は，医薬分業を医療制度改革の大原則としており，医業の現状を「医師たる者は自ら薬を鬻き候より今日百端の弊害を醸候」と認識していた．そこで医制においては，「医師者は自ら薬を鬻くことを禁す医師は処方書を病家に附与し相当の診察料を受くへし」と定めていた．そのため，調剤の専門技術者の供給が必要とされた．

しかしながら，旧幕府時代以来の長年の慣習（医師が特別の診察料を患者から受け取らず薬価によって所得を得る）を改めることが困難であり，しかも当時は薬舗，薬局の数も少なく需要に応じられないという実態もあった．そのため，1878（明治11）年に一度は医師と薬舗を兼業することが禁じられたが，1884（明治17）年にはそれが解除された．

(2) 戦時中の薬事関連法規の動き

1) 薬律と売薬法・薬剤師法が根幹

近代薬事制度は1889（明治22）年に制定された「薬品営業並薬品取扱規則（薬律）」（明治22年3月15日：法律第10号）によって基礎づけられ，その後制定された「売薬法」（大正3年）および「薬剤師法」（大正14年）とともに，長い間薬事制度の根幹となっていた．さらに社会情報が推移し，特に，1937（昭和12）年7月のいわゆる「日華事変」勃発後，戦時体制が強化されてくると，医薬品の生産配給の統制を強化するための種々の対策が講ぜられるようになった．しかし，その基本となる薬事制度が分立し，不備・複雑であることは，医薬品統制の遂行上不都合であった．

2) 戦時薬事法を公布

そのようななか，1938（昭和13）年1月に誕生した厚生省において，医薬制度調査会が設けられ，不備・複雑な薬事制度の改善を図るため，新たに薬事制度特別委員会でこの審議を行った．その結果，1942（昭和17）年11月に「薬事制度改善方策」を決定し答申した．その内容は，(1) 薬剤師に関する事項，(2) 薬剤師会に関する事項，(3) 医薬品に関する事項，(4) 薬局並びに医薬品の製造及び販売に関する事項，に分かれていた．そのうち，(1) 薬剤師に関する事項としては，①薬剤師は，調剤，医薬品の供給その他薬事衛生をつかさどり，国民体力の向上に寄与することをその本分とすること，②厚生大臣は薬剤師をして医薬品の取扱いその他薬事衛生に関し必要な事項を習得させることができることなどが答申された．この答申に基づき，1943（昭和18）年3月に「薬事法」が公布された．

(3) 現行の薬事法の制定とその後の改正

戦後の薬事法は，GHQ（連合国軍最高司令部）側の示唆はもちろんのこと，薬剤師会，

1960
(昭和35)　薬事法制定
　　　　　・薬局開設の許可制の創設
　　　　　・医薬品等の製造及び輸入販売の整備
　　　　　・医薬品販売業の整備など

昭和36年サリドマイド事件

1967
(昭和42)　医薬品の製造承認等に関する基本方針について (薬務局長通知) 発出
　　　　　・添付資料の明確化など

昭和47年頃スモン事件

1979
(昭和54)　薬事法の一部を改正する法律
　　　　　・法律の目的に「有効性・安全性・品質の確保」を明記
　　　　　・薬局，医薬品販売業者等の医薬品の品質管理等に関する遵守事項の整備
　　　　　・承認拒否事由を明示
　　　　　・再審査・再評価制度を新設など

平成5年ソリブジン副作用問題
平成7年非加熱製剤によるHIV感染問題

1996
(平成8)　薬事法等の一部を改正する法律
平成8年頃CJD事件
　　　　　・GCP (医薬品の臨床試験の実施に関する基準) の強化
　　　　　・企業からの副作用報告を法律に明記など

平成13年頃コンビニ販売

2002
(平成14)　薬事法及び採血及び供血あっせん業取締法の一部を改正する法律
　　　　　・生物由来製品の安全確保
　　　　　・製造販売業者の安全対策責任の明確化など

平成16年頃違法ドラッグ (いわゆる脱法ドラッグ) 問題

2006
(平成18)　薬事法の一部を改正する法律
平成18年頃C型肝炎事件
　　　　　・一般用医薬品の販売制度の見直し
　　　　　・指定薬物規制の導入

2013
(平成25)　薬事法等の一部を改正する法律・名称変更 (11月公布)　平成25年インターネット販売に
　　　　　・医薬品，医療機器等に係る安全対策の強化　　　　　　　　関する最高裁判決
　　　　　・医療機器の特性を踏まえた規制の構築　　　　　　　　　　脱法ドラッグ問題
　　　　　・再生医療等製品の特性を踏まえた規制の構築
　　　　　・薬事法及び薬剤師法の一部を改正する法律 (12月公布)
　　　　　・医薬品の販売規制の見直し
　　　　　・指定薬物の所持・使用等の禁止

2014
(平成26)　医薬品医療機器等法の一部を改正する法律
　　　　　・危険ドラッグ対策の強化

2019
(令和元)　医薬品医療機器等法の一部を改正する法律
　　　　　・先駆け審査指定制度の法制化
　　　　　・条件付き早期承認制度の創設
　　　　　・薬剤師による継続的な服薬指導及び薬学的管理の義務化
　　　　　・地域連携薬局・専門医療機関連携薬局の創設など

2022
(令和4)　医薬品医療機器等法の一部を改正する法律
　　　　　・緊急承認制度の創設
　　　　　・電子処方箋の仕組みの創設

図21　薬事制度の主な改正
出典：厚生労働省「第1回医薬品医療機器制度部会・資料4 (平成29年3月30日)」等

製薬業界などの薬事関係者からの要望もあり，早急にまとめられ，総則，薬剤師，薬事委員会，薬局及び調剤，医薬品，用具及び化粧品，監督，雑則及び附則から構成される新薬事法として，1948（昭和23）年に制定された．その際，医薬部外品の制度は廃止され，従来医薬部外品として規制されていた製品は，医薬品または化粧品として規制されることとなった．

さらに，1960（昭和35）年には，これまでの薬剤師の身分に関する事項と，薬局並びに医薬品・化粧品・用具に関する事項を分離する形で，薬剤師法と薬事法が成立し，薬事法に医薬部外品制度を再度設けることとなった．

1960（昭和35）年以降の主な薬事制度の改正については**図21**のとおりである．サリドマイド薬害などを踏まえ，医薬品等の安全対策を主体とした法制度を整えている点が特徴であると言える．

（益山光一）

❺ 医療保険制度の歴史

(1) 日本の医療保険制度の枠組みの構築

日本の現在の医療保険制度を**図22**に示す．その特徴は，①国民全員を公的医療保険で保証する「国民皆保険制度」，②現金給付ではなく医療サービスでの「現物給付制度」，③医療機関を自由に選べる「フリーアクセス」，④公費投入，である．少ない自己負担医療費で高度な医療が国民全員に平等に保証される世界に誇るべき制度である．

1) 大正期に政管健保と組合健保が構築

日本の保険医療の萌芽は明治期の労働者の健康救済にある．明治政府は殖産興業に力を入れ産業躍進の一方で労働者の健康問題も発生し，1911（明治44）年の工場法で労働者の業務上の疾病を事業主が扶助する義務を負うことが示された．また，相互扶助目的での共済組合が主に官業（国鉄，専売など）において組織され，保険者の1つである「共済組合」の原型となった．

1922（大正11）年の健康保険法（健保法）において中小企業を対象とした「政府管掌健康保険（政管健保）」と大企業による「健康保険組合（組合健保）」の二本立ての健康保険が構築された．重要な産業施策とされ，国庫補助が示され公費投入の基礎ができた．

政管健保と日本医師会（日医）との契約で「団体自由選択主義」が採用され，政管健保による保険医（保険診療を行う登録医師）指定ではなく，日医会員の希望者による保険医を被保険者の自由選択で受診でき，給付方法も現物給付であった．つまり，すでにこの時点で「フリーアクセス」「現物給付」の原型がみられた．農民救済を目的とした1938（昭和13）年の「国民健康保険法」（旧国保法）による「国民健康保険（国保）」の創設は，雇い主のない人の受け皿を可能にした．

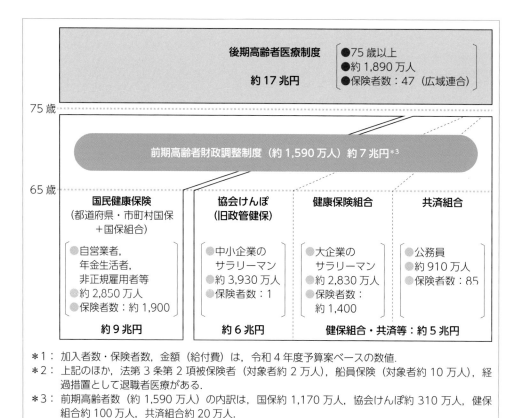

図22　医療保険制度の体系
出典：厚生労働省「我が国の医療保険について」
https://www.mhlw.go.jp/stf/seisakunitsuite/bunya/kenkou_iryou/iryouhoken/iryouhoken01/index.html

　1942（昭和17）年の健保法改正により被保険者の家族も給付対象となり，1957（昭和32）年には一部負担制度（保険者の全額負担ではなく被保険者も一部費用負担）が導入された．

2) 世界に誇れる国民皆保険制度

　1958（昭和33）年の「国民健康保険法」（新国保法）により被用者保険の未加入者に強制加入が求められ，1961（昭和36）年には国民皆保険を達成し，全国民への保証が実現した．
　1973（昭和48）年の老人医療費無料化から老人医療費が急増し，国保運営が厳しくなり，1982（昭和57）年の老人保健法制定に伴い無料化は廃止された．医療費適正化の推進，良質な医療の提供，新たな高齢者医療制度の創設，保険給付内容・範囲の見直し，保険者の再編統合を目的とした抜本的改革が2006（平成18）年に実施され，政管健保は全国健康保険協会（協会けんぽ）に引き継がれ，後期高齢者医療制度，前期高齢者財政調整制度が創設，2008（平成20）年に施行された．
　上記のように，わが国の医療保険制度は労働者保護から始まり，健保法，国民皆保険実施時には現在の制度の原型ができあがった．それ以降，問題点を是正し機能を整えながら

現在の枠組みとなったのである.

(2) 調剤報酬制度の変遷と薬剤師業務

　医療保険制度のもとで，薬剤師が関わる報酬の授受の根拠となるのは公定（国が定めた）の調剤報酬である．健保法（1922年）では，保険者から日医に一括支払いされた医療報酬は道府県医師会経由で各医師に薬代も診察代も含む報酬として支払われ（団体請負方式），薬剤師固有の調剤報酬は存在しなかった.

1) 国主導の診療報酬となる

　1943（昭和18）年の健保法改正によって団体請負方式から公定の点数表方式になり，診療報酬は国主導となった．これが現行診療報酬制度の基礎となる．調剤関連点数は剤形ごとの調剤技術料，調剤量による加算，毒薬劇薬加算である．1950（昭和25）年に薬価基準が制定され，医薬品の公定価格である「薬価」が定められた．1958（昭和33）年には不完全ではあったが，診療技術料と医薬品代の分離を目標とした「新医療費体系」が実施された.

　医薬分業の開始頃までは，薬局薬剤師は医療保険制度の外側にいたと言えよう．医薬分業は，明治期に西洋医学が導入（1870年代）されて以来100年間実施されず，医師が処方し調剤投薬することが通常であった．多くの薬局は，一般用医薬品や衛生用品の販売によって地域の公衆衛生を担っていた.

　1970年代になると医薬分業の機運が高まり，1972（昭和47）年調剤基本料が新設された．1974（昭和49）年に処方箋料（医師の処方箋発行に対する報酬）が大幅に引き上げられると医薬分業が進展し始め，薬局薬剤師が処方箋により調剤する時代が到来した．1983（昭和58）年に「投薬特別指導料」（服薬指導に対する技術料），1986（昭和61）年に「薬剤服用管理指導料」（薬歴管理に対する技術料）が新設され，調剤以外の薬剤師業務が評価され，薬局薬剤師は保険薬剤師（医療保険制度に携わる登録薬剤師）として業務を充実させていった．調剤報酬も，1990（平成2）年に診療報酬と同様1点10円の「調剤報酬点数表」で示されるようになった.

2) 病院薬剤師の技術報酬を設ける

　一方，病院薬剤師は，明治期より医師の処方箋による外来や入院患者の調剤に携わり，保険医療が開始されるとその一翼を担った．しかし，当初は薬剤師固有の技術料はなく，1978（昭和53）年に初めて病院薬剤師の技術料として「外来調剤技術基本料」が新設された．続いて1988（昭和63）年に「入院調剤基本料」（薬剤師が入院患者に対し服薬指導を行う等の病棟業務技術料）100点が新設された．これは100点業務と呼ばれ，病院薬剤師の病棟業務が見直される契機となった．これにより，当時の世界的話題となっていた「クリニカルファーマシー」の実践の場として評価され，診療報酬改定ごとに点数は引き上げられ，

病院薬剤師の病棟業務が全国的に広まった.

　1990年代になると，病院では薬剤師の業務が外来調剤から病棟業務にシフトしたことに加え，薬価引き下げによる薬価差益（薬価と納入価の差による儲け）の縮小によって院外処方箋の発行枚数が増え，医薬分業が加速するとともに保険薬局が全国に増加し，今日のような分業形態となった.

　それ以降に新設された調剤報酬のうち，主な薬局薬剤師の業務変化を以下に挙げる.

- 1994（平成6）年「重複投薬加算」「相互作用防止加算」「注射剤調剤料」（インスリン等自己注射の院外処方）「在宅患者訪問薬剤管理指導料」
- 1996（平成8）年「薬剤情報提供加算」（書面での情報提供）「一包化加算」「麻薬管理指導加算」（在宅での疼痛緩和ケア関与）「無菌製剤処理加算」（在宅で使用の点滴輸液調整）
- 2000（平成12）年「居宅療養管理指導料」（介護保険における薬学的管理指導料）「薬剤情報提供料1（お薬手帳記載）」
- 2002（平成14）年「後発医薬品調剤加算」
- 2008（平成20）年「在宅患者緊急訪問薬剤管理指導料」「後期高齢者薬剤管理指導料」
- 2010（平成22）年「特定薬剤管理指導加算」（ハイリスク薬指導）「退院時薬剤情報管理指導料」
- 2016（平成28）年「かかりつけ薬剤師指導料」「連携管理加算」（処方内容調整のため他保険医療機関との情報提供）
- 2018（平成30）年「地域支援体制加算」「服用薬剤調整指導料」（処方医に減薬提案し減薬された場合）
- 2020（令和2）年「服用薬剤調整支援料2」（重複投薬の解消）「経管投薬支援料」
- 2022（令和4）年「薬剤調製料」「調剤管理料」「服薬管理指導料」（対人・対物業務の明確化）

　一方，病院薬剤師には高度先進医療における高度な薬学的管理ニーズへの対応が求められ，2016（平成28）年「病棟薬剤業務実施加算2」（特定集中治療室における薬剤師の配置），2018（平成30）年「乳幼児加算（在宅患者訪問薬剤管理）」，2020（令和2）年「退院時薬剤情報連携加算」，2022（令和4）年「術後疼痛管理チーム加算」などが新設された.

　以上のように，薬剤師は調剤室における正確な調剤だけではなく，医薬品の適正使用に対する責任や，高齢者医療，在宅医療，終末期医療，高度先進医療との関わり，後発医薬品の使用推進などが求められ，地域連携，かかりつけ薬剤師の推進など，薬剤師の業務が「モノ」から「ヒト」へ，患者中心の医療の実現へと，次第に責務が拡大していったことが調剤報酬改定から読み取れる.

（赤木佳寿子）

●参考文献

〈第1節〉

1) 厚生省五十年史編集委員会（編）. 厚生省五十年史（記述篇）. 厚生問題研究会, 中央法規出版, 1988.

2) 西川隆. 東京帝国大学医学部薬学科―人物と事績でたどる「宗家」の責任と挑戦. 薬事日報社, 2020.

3) 国立衛生試験所百年史編集委員会（編）. 国立衛生試験所百年史. 国立衛生試験所創立百周年記念事業東衛会実行委員会, 1975.

〈第2節〉

4) 厚生省五十年史編集委員会（編）. 厚生省五十年史（記述篇）. 厚生問題研究会, 中央法規出版, 1988.

5) 厚生省. 厚生白書（平成12年版）. ぎょうせい, 2000.

〈第3節〉

6) 厚生労働省医薬・生活衛生局. 薬害を学ぼう.
   https://www.mhlw.go.jp/bunya/iyakuhin/yakugai/index.html（最終アクセス日2020年8月9日）

7) 日本公定書協会（編）. 知っておきたい薬害の知識　薬による健康被害を防ぐために. じほう, 2011.

8) 森本和滋, 藤原康弘, 川原章. 医薬品医療機器審査センター（PMDEC）から医薬品医療機器総合機構（PMDA）への15年の歩み：設立初期を振り返って. 薬史学雑誌. 2011；46（1）：38-50.

〈第4節〉

9) 厚生省五十年史編集委員会（編）. 厚生省五十年史（記述篇）. 厚生問題研究会, 中央法規出版, 1988.

10) 厚生労働省. 第1回医薬品医療機器制度部会・資料4（平成29年3月30日）.

〈第5節〉

11) 秋葉保次, 中村健, 西川隆ほか. 医薬分業の歴史―証言で綴る日本の医薬分業史―. 薬事日報社, 2012.

12) 島崎謙治. 日本の医療：制度と政策. 東京大学出版会, 2011.

13) 吉原健二, 和田勝. 日本医療保険制度史 第3版. 東洋経済新報社, 2020.

課題―薬事制度の変革の歴史を学ぶ

1. 医薬品医療機器等法（薬事法）が成立した経緯について説明しなさい.
2. わが国で発生した薬害およびそれに伴う薬事行政の変遷について説明しなさい.

※解説はp.129を参照

各章課題の解説

第1章　薬学の歴史を通し社会に貢献した薬学の役割を学ぶ

1．わが国では，江戸時代から特徴ある売薬が数多く流通していた．生薬類を加工し利用しやすいように工夫した多くの剤形があったため，大衆もそれらを好んで各種の病に用いていた．

　明治時代になると西洋の医学が導入されたことに伴い，多くの薬品類が輸入され医療に用いられた．さらに，近代的な薬学教育が始まり基礎的な研究が進んだ．そうした基盤の上に薬学の発展の動機が築かれた．こうした背景をもとに，わが国特有の漢方薬による治療に始まる日本の医療は，西洋の医学・薬学を応用する近代化への道のりを歩み始めた．1886（明治19）年の日本薬局方の制定や同時期に実施された私立薬学校の設置もわが国の薬学発展の基盤につながった．

　また，1914（大正3）年の第一次世界大戦勃発によりドイツから薬品類が入らなくなったため独自に多くの医薬品を開発せざるを得なくなったが，結果として，わが国の製薬産業を活発化させることとなった．

2．西欧では錬金術と大学の誕生が様々な薬物の発見に繋がった．錬金術とは鉄銅亜鉛などの卑金属を金銀などの貴金属に変成させる化学技術のことで，古代エジプトに起こりイスラムを経てヨーロッパに伝わった．長い間，錬金術は西洋薬学の中心をなす理論であり，実験的な技術が用いられていた．一方，1088年にイタリアでボローニア大学が創立されて以降，14世紀までにヨーロッパ各国に多くの大学が設置された．代表的な大学として，1180年フランスのモンペリエ大学，1224年ナポリ大学，1479年コペンハーゲン大学などがある．

　また，ヨーロッパ各都市で薬局方が制定され，薬品の性質などが広く知られた．世界最初の薬局方は1498年にイタリアのフィレンツェで発刊され，創薬を行うための基盤的な環境が整備されるに従い，少しずつ新規の薬物が発見されていった．ドイツの薬局の見習い薬剤師であったゼルチュルナーはアヘンに様々な化学物質を作用させ1817年にモルヒネを発見し，フランス薬学校のペレチエらは1815年に吐根からエメチンを抽出した．このように，ヨーロッパでは植物成分などの研究が活発になり，疾病の治療に用いられる医薬品が誕生していった．

　アスピリンは1897年にドイツ・バイエル社が発売して以来，120年以上世界で用いられてきた解熱鎮痛薬である．近年になって抗血小板作用が見つかり心筋梗塞や脳梗塞などにも使われるようになるなど，現在も臨床現場で広く利用されている．長い歴史から各種の医薬品情報があるため，医師や患者にとっても安心感がある．

第2章　在籍している大学の歴史を知る．地域にある史跡を知る

1．わが国で最初に薬学教育を開始したのは，現在の東京大学大学院薬学研究科である．1873（明治6）年，第一大学区医学校製薬学科として開設された．予科2年本科3年の全寮制であり，20名の入学が許可された．1877（明治10）年の学制改革により，東京大学医学部製薬学科と改称された．外国人教授による高度な教育と5年の就業年限のため，学生から敬遠され応募者はわずかであった．

　　1893（明治26）年には薬学科は生薬学（下山順一郎），衛生裁判化学（丹波敬三），薬化学（長井長義）の3講座が開設され，1897（明治30）年帝国大学は東京帝国大学と改称された．その後，1919（大正8）年東京帝国大学医学部薬学科，1949（昭和24）年東京大学医学部薬学科と改称され，1958（昭和33）年に医学部から独立して東京大学薬学部となり，現在に至る．

2．下山順一郎は，幕末の1853（嘉永6）年2月16日に愛知県犬山に生まれた．1878（明治11）年に東京大学医科大学製薬学科を首席で卒業．その後ドイツに4年間留学し，帰国後は新設された東京大学医科大学校薬学科の教授（新設の生薬学の初代教授）に就任．1888（明治21）年には東京薬学校長（現・東京薬科大学）になるなど，日本の薬学の発展に尽力した．日本初の薬学博士号を取得している．私財を投じて薬草園を開設するなど，薬用植物の研究や栽培に大きな足跡を残し，また日本薬剤師会第2代会長も務めた．

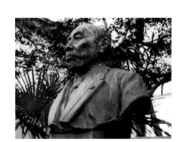

写真35　下山順一郎像（建立：1915年，製作：武石弘三郎）

　　下山の胸像（**写真35**）は，東大薬学系総合研究棟東側にミュルレル像の奥に置かれている．また，八王子の東京薬科大学の正面玄関にも銅像が置かれている．

第3章　どのような薬剤師になるべきか．薬剤師の使命・役割

1．1874（明治7）年の「医制」公布により，ドイツの制度を参考に，薬剤師の前身である「薬舗主」が調剤することが制度化され，医師と薬舗（薬局の前身）の開業試験による免許制度が導入された．1889（明治22）年「薬品営業並薬品取扱規則」（薬律）により本格的な薬事制度が導入され，「薬局」および「薬剤師」の呼称が用いられるようになったが，医師の調剤権は依然として続き，医師による「医薬兼業」の体制が100年以上継続することとなる．1972（昭和47）年，日本医師会と日本薬剤師会の両会長が「医薬分業の推進」の合意に至ったことを機にして，医療機関の院外処方箋の発行が進み始めた．さらに1974（昭和49）年に医薬分業が躍進する原点となった「処方箋料の大幅引き上げ」が実施され，後に「医薬分業元年」と言われるようになった．

2．1980年代後半に米国で提唱されたファーマシューティカルケアの概念や，1997（平成9）

年の薬剤師法改正で「患者への情報提供」(第25条の2) が義務化されたことにより，"患者のQOLを最優先"する業務を目指すという薬剤師業務の方向性が広まった．

　2015 (平成27) 年には「患者のための薬局ビジョン」が公表され，「門前からかかりつけ，そして地域へ」という方向性が示され，さらに2016 (平成28) 年には，地域住民による主体的な健康の維持・増進を積極的に支援するための取り組みを行う「健康サポート薬局」が制度化された．

　2019 (令和元) 年の医薬品医療機器等法改正では，薬局の定義に従来の調剤業務に加え，「薬剤及び医薬品の適正な使用に必要な情報の提供及び薬学的知見に基づく指導の業務」が加わり，患者が自身に適した薬局を選択できるよう，かかりつけ薬剤師・薬局における機能に着目した「地域連携薬局」，また高度薬学管理機能に着目した「専門医療機関連携薬局」の都道府県知事による認定制度が導入された．

第4章　疾病に対する製薬産業の役割，企業の社会的役割

1．製薬産業は，疾患の治療や予防のために医薬品を開発・製造販売することで，医療の向上ならびに患者の健康とQOL (生活の質) 向上に貢献する役割を担っている．医薬品は生命関連物質のため，他の商品と異なり，有効性・安全性が確保され，高品質で適正使用のための情報整備が不可欠である．開発から販売後のあらゆる過程で厳しい法規制が課せられ，特に薬害を再び起こすことがないよう安全性の確保が最優先され，適切な情報提供と市販後の情報収集が義務づけられている．製薬企業が患者中心の安心・安全な医療を実現するためには，人権を尊重し，法令や行動規範を遵守する高い倫理観をもって業務を遂行することが求められる．医薬品は多くの命を救い，人々の長寿とQOLの向上をもたらすなど，製薬産業が果たした役割は大きい．今後も治療法の確立が待たれるがんや認知症，世界を脅かす感染症等を克服する治療薬や予防薬の開発が求められる．

2．企業はモノやサービスを提供することで，社会に貢献すると同時に経済的利益を得ている．企業は社会の一員であり，社会から恩恵を受けているため，利益追求のみではなく，倫理的観点から社会貢献すべきとの考えに基づき，企業の社会的責任 (CSR：Corporate Social Responsibility) が評価される時代となった．基本的には，ステークホルダー (利害関係者：製薬企業では患者，医療従事者，消費者，社会全体) との関係を重視し，企業活動について説明責任を果たすこと，また深刻化する環境問題や貧困・飢餓の解消，人権重視など，17分野の国際社会共通の持続可能な開発目標 (SDGs：Sustainable Development Goals) に取り組み，問題解決を図ることで，地球の未来を守り企業価値も高めることができる．日本の製薬企業には，新薬の開発・提供という事業とともに社会課題の中から事業と関連する活動 (たとえば患者会の支援活動，地域健康課題へのボランティア活動，緊急災害支援など) に積極的に参画し，持続可能な未来の構築に取り組んでいるところもある．

第5章　薬事制度の変革の歴史を学ぶ

1. 1889（明治22）年に制定された「薬品営業並薬品取扱規則（薬律）」は，長きにわたり わが国における薬事制度の根幹であったが，昭和期に入り，1938（昭和13）年に厚生省 が誕生すると，不備・複雑な薬事制度の改善を図るため，1943（昭和18）年3月「薬事法」 （旧薬事法）が公布された.

　戦後の1960（昭和35）年には，薬剤師の身分に関する事項と，薬局並びに医薬品や化 粧品等に関する事項が分離され，現行の「薬事法」と薬剤師法が成立. その後，度重な る改正を経て，2013（平成25）年に薬事法の名称が「医薬品，医療機器等の品質，有効 性及び安全性の確保等に関する法律」に変更され，医薬品や医療機器等の安全対策が強 化されるとともに，再生医療等製品の特性を踏まえた規制が新たに構築されることと なった.

2. 1958（昭和33）年に発売されたサリドマイドにより，多くの胎芽症（phocomelia）が 生じた. アメーバ赤痢の治療薬であったキノホルムは，1961（昭和36）年に整腸剤とし て発売され，スモン病を引き起こした. 国民の医薬品に対する不信感や批判が高まった ことから，厚生省は1967（昭和42）年に「副作用モニタリング制度」の導入などで医薬 品の安全性確保を目指した. 1971（昭和46）年には中央薬事審議会に「医薬品再評価特 別部会」が設置され，1967（昭和42）年以前に承認された医薬品に対する再評価が行わ れることとなった. 1979（昭和54）年に医薬品副作用被害救済基金法が制定，医薬品副 作用被害救済制度が発足した.

　1993（平成5）年に発生したソリブジン事件を受けて，1997（平成9）年に添付文書様 式の改訂が行われた. 1997（平成9）年には国立医薬品食品衛生研究所に医薬品医療機 器審査センター（PMDEC）が設置され，米国にならったチーム審査制度が導入された. 2004（平成16）年にはPMDEC，旧機構などを整理統合し，独立行政法人医薬品医療機 器総合機構（PMDA）が設置された.

付録

薬学史の主な参考書

多くの書物は大学図書館に概ね所蔵されている．特に東京大学薬学図書館には「薬史学文庫」が設置されており，有益な書物を利用することができる．（＊絶版）

〈通史〉

清水藤太郎	日本薬学史*	南山堂	1949
奥田潤ほか（訳）	改訂新版 薬学の歴史	白水社	1973
根本曾代子	日本の薬学*	南山堂	1981
石坂哲夫	薬学の歴史*	南山堂	1981
ミクス	薬業史年表1970-1996*	ミクス	1997
山﨑幹夫	薬と日本人*	吉川弘文館	1999
天野宏	薬の歴史*	薬事日報社	2000
山川浩司	国際薬学史 ―東と西の医薬文明史*	南江堂	2000
辰野高司	日本の薬学*	薬事日報社	2001
西川隆	くすりの社会誌	薬事日報社	2010
湯之上隆ほか	くすりの小箱 ―薬と医療の文化史*	南山堂	2011
秋葉保次ほか	医薬分業の歴史	薬事日報社	2012
日本薬史学会編（奥田潤・西川隆 代表）	薬学史事典	薬事日報社	2016
日仏薬学会ほか・ 日本薬史学会（儀我久美子ほか）翻訳	薬学の歴史 くすり・軟膏・毒物	薬事日報社	2017

〈人物伝〉

金尾清造	長井長義伝*	日本薬学会	1960
根本曾代子編	朝比奈泰彦伝*	廣川書店	1966
吉村昭	白い航跡	講談社	1994
蛯名賢造	石館守三伝	新評論	1997
飯沼信子	長井長義とテレーゼ 日本薬学の開祖	水曜社	2012
天野宏ほか	まず薬局へおいでなさい 薬学の巨人 清水藤太郎*	みみずく舎	2014

〈薬物〉

塚越朝子	新薬に挑んだ 日本人化学者たち	講談社	2013
日本の新薬史刊行会	日本の新薬史*	薬業時報社	1965
岡部進	くすりの発明・発見史	南山堂	2007

日本公定書協会編	知っておきたい薬害の知識 ―薬による健康被害*	じほう	2011
宗田一	日本の名薬―売薬の文化史	八坂書房	1981
米田該典	洪庵のくすり箱	大阪大学出版会	2001
鈴木昶	日本の伝承薬*	薬事日報社	2005
奥田潤ほか	薬剤師とくすりと倫理 (改訂7版)*	じほう	2007

〈読み物〉

野尻佳与子	くすり広告	内藤記念くすり博物館	1995
柴田承二 監修	図説正倉院薬物*	中央公論新社	2000
篠田達明	徳川将軍家十五代のカルテ	新潮社	2005
梅渓昇	緒方洪庵と適塾	大阪大学出版会	2008
服部昭	印籠と薬 ―江戸時代の薬と包装*	風詠社	2010
小曽戸洋	新版 漢方の歴史	大修館書店	2014
山川浩司	全国医薬史跡ガイド*	薬事日報社	2004
西川隆	東京帝国大学医学部薬学科	薬事日報社	2020

〈機関・団体〉

日本薬局方百年史編集委員会編	日本薬局方百年史	日本公定書協会	1987
厚生省五十年史編集委員会編	厚生省五十年史	厚生問題研究会	1988
日本薬剤師会編	創立百二十年記念 日本薬剤師会史	日本薬剤師会	2014
百年史編集委員会編	東京大学百年史	東京大学出版会	―
日本病院薬剤師会編	日病薬創立五十年史	https://www.jshp.or.jp/ gaiyou/50nenshi.html	―

〈医学〉

小川懸三	医学の歴史	中央公論社	1966
酒井シヅ	医史学への誘い*	診療新社	2000
梶田昭	医学の歴史	講談社学術文庫	2003
青木薫(訳)	代替医療解剖	新潮文庫	2013
坂井建雄	図説 医学の歴史	医学書院	2019

(小清水敏昌)

主な全国くすり博物館・資料館一覧

1) ツムラ漢方記念館
〒300-1192稲敷郡阿見町吉原3586
TEL：029-889-2121（代）
URL：https://www.tsumura.co.jp/hellotsumura/

2) 宇津史料館
〒329-1224塩谷郡高根沢町上高根沢3987
TEL：028-675-0361（代）
URL：https://www.uzukyumeigan.co.jp

3) 日本薬科大学 木村孟淳記念漢方資料館
〒362-0806北足立郡伊奈町小室10281
TEL：048-721-1155（代）
URL：https://www.nichiyaku.ac.jp/kampomuseum/

4) Daiichi Sankyoくすりミュージアム
〒103-8426中央区日本橋本町3-5-1
TEL：03-6225-1133
URL：https://kusuri-museum.com/

5) 星薬科大学 歴史資料館
〒142-8501品川区荏原2-4-41
TEL：03-3786-1011（代）
URL：https://www.hoshi.ac.jp/site/

6) 日本薬学会長井記念館 長井記念薬学資料室
〒150-0002渋谷区渋谷2-12-15
TEL：03-3406-3321
URL：https://www.pharm.or.jp/

7) 東京薬科大学 史料館
〒192-0392八王子市堀之内1432-1
TEL：042-676-5261
URL：https://archives.toyaku.ac.jp/

8) 明治薬科大学 明薬資料館
〒204-8588清瀬市野塩2-522-1
TEL：042-495-8942
URL：https://u-lab.my-pharm.ac.jp/~museum/

9) 外郎博物館
〒250-0012小田原市本町1-13-17
TEL：0465-24-0560
URL：http://www.uirou.co.jp/museum.html

10) 富山大学和漢医薬学総合研究所 民族薬物資料館
〒930-0194富山市杉谷2630
TEL：076-434-7601
URL：https://www.inm.u-toyama.ac.jp/mmmw/
index.html

11) 富山市民俗民芸村 売薬資料館
〒930-0881富山市安養坊980
TEL：076-433-2866
URL：https://www.city.toyama.toyama.jp/etc/min
zokumingei/baiyaku/baiyaku.html

12) 富山県民会館分館・薬種商の館（金岡邸）
〒930-0992富山市新庄町1-5-24
TEL：076-433-1684
URL：https://www.bunka-toyama.jp/kanaoka/

13) 内藤記念くすり博物館
〒501-6195各務原市川島竹早町1
TEL：0586-89-2101
URL：http://www.eisai.co.jp/museum/index.html

14) 甲賀市くすり学習館
〒520-3431甲賀市甲賀町大原中898-1
TEL：0748-88-8110
URL：http://www.kusuri-gakushukan.com/

15）くすりの道修町資料館
〒541-0045 大阪市中央区道修町2-1-8
TEL：06-6231-6958
URL：https://www.sinnosan.jp/kusuri/

16）杏雨書屋展示室
〒541-0045 大阪市中央区道修町2-3-6
TEL：06-6233-6108
URL：https://www.takeda-sci.or.jp/kyou/

17）田辺三菱製薬史料館
〒541-8505 大阪市中央区道修町3-2-10
TEL：06-6205-5100
URL：https://www.mtpc-shiryokan.jp/

18）大阪大学総合学術博物館 薬用資源学ラボ
〒560-0043 豊中市待兼山町1-20
TEL：06-6850-6284
URL：https://www.muscum.osaka-u.ac.jp/exhibition/medicinallab/

19）片桐棲龍堂漢方資料館
〒590-0835 堺市堺区西湊町3-1-16
TEL：072-241-3035
URL：http://www.katagiriseiryudo.com/

20）宇陀市大宇陀歴史文化館・薬の館
〒633-2174 宇陀市大宇陀上2003
TEL：07458-3-3988
URL：https://www.city.uda.nara.jp/bunkazai/shisetsu/bunka/oouda-rbk.html

21）三光丸クスリ資料館
〒639-2245 御所市大字今住606
TEL：0745-67-0003
URL：https://sankogan.co.jp/kusuri-museum/

22）流通科学大学 中内功記念館 サカエ薬局
〒651-2103 神戸市西区学園西町3-1
TEL：078-794-3555（代）
URL：https://hall.nakauchi.com/#top

23）林源十郎商店記念室
〒710-0055 倉敷市阿知2丁目23-10
TEL：086-286-3300（株）エバルス本社
URL：https://genjuro.jp/shop/kinensitsu/index.html

24）中富記念くすり博物館
〒841-0004 鳥栖市神辺町288-1
TEL：0942-84-3334
URL：https://nakatomi-museum.or.jp/

25）長崎大学薬学部 お薬の歴史資料館
〒852-8521 長崎市文教町1-14
TEL：095-819-2413（代）
URL：http://www.ph.nagasaki-u.ac.jp/history/museum/index.html

26）熊本大学薬学部宮本記念館 熊薬ミュージアム
〒862-0973 熊本市中央区大江本町5-1
TEL：096-371-4635（代）
URL：https://www.pharm.kumamoto-u.ac.jp/museum/

27）日本丸館（岩尾薬舗・ギャラリー連）
〒877-0005 日田市豆田町4-15
TEL：0973-23-6101
URL：http://www.iwaoyakuho.com/index.html

　上記以外の薬学・医学関係の人物像，博物館，資料館，薬用植物園，史跡の所在については，「全国の主な医薬史蹟一覧」薬史学雑誌（日本薬史学会五十年史）vol.39, no.1 (2004)，山川浩司『全国医薬史蹟ガイド』薬事日報社 (2014)，落合知子編『医薬歯学系博物館事典』雄山閣 (2021) を参照されたい．

（野尻佳与子）

年 表

日本の薬学史・医療史年表

◇古代から奈良・安土桃山時代 (紀元210～1600年頃)	
414年	新羅より医師・金武が来朝, 天皇を治癒する.
554年	百済から採薬師の施徳藩 量豊, 固徳丁 有陀が来日する.
593年	難波・四天王寺に療病院, 施薬院を設ける.
753年	鑑真和上が来朝. 薬物鑑定を教える.
1519年	「ういろう透頂香」が小田原で売薬として発売される.
1545年	曲直瀬道三, 京都で李朱医学を唱道し, 医学教育を始める.
1555年	ポルトガル人アルメイダ (Luís de Almeida) によって西洋式病院が豊後国に作られる.
1590年	相州小田原の薬種商, 益田友嘉が江戸日本橋に薬店を開く.
◇江戸時代 (1603～1867年)	
1607年	林羅山が李時珍の『本草綱目』を幕府に献上する.
1658年	贋薬種売買禁止令が出る.
1684年	小石川薬園が開設する.
1722年	大阪道修町に薬種仲買仲間124名が株仲間として公許される.
1722年	江戸本町薬種問屋15名が公許される.
1774年	杉田玄白らが翻訳した『解体新書』5巻が成る.
1792年	幕府, 「製薬所」を江戸城二の丸に設ける.
1804年	華岡青洲が「通仙散」を用いて乳がん手術を行う.
1823年	シーボルト (Philipp Franz von Siebold) が和蘭医師として長崎に来る.
1857年	幕府の要請でポンペ (Pompe van Meerdervoort) が来日する. 西洋医学教育が開始される.
1866年	和蘭人ハラタマ (Koenraad Wolter Gratama) が来日する.
◇明治時代 (1868～1912年)	
1868年 3月	明治新政府が西洋医学の採用を宣言する.
7月	大阪に理化学施設の舎密局が開設される.
1869年 2月	和蘭の薬学者ゲールツ (Anton Johannes Cornelis Geerts) が来日する.
1870年 2月	政府がドイツ医学採用の方針を決定する.
1871年 8月	ドイツから外科医ミュルレル (Benjamin Carl Leopold Müller) と内科医ホフマン (Theodor Eduard Hoffman) が来日する.
1873年 9月	第一大学区医学校「製薬学科」開校 (大学教育における薬学教育の始め, 東京大学薬学部の前身)
1874年 3月	東京司薬場が設立される.
8月	医制が公布される.
1875年12月	薬舗開業試験施行の件が布達される.

1877年	1月	内務省が売薬規則を制定する.
	4月	医学校が東京大学医学部と,製薬学科が東京大学医学部製薬学科と改称される.
	12月	薬舗開業規則が制定される.
1880年	4月	日本薬学会が創立される.
1882年	4月	薬舗並薬種商取締規則が布達される.
1883年	5月	官民合資の大日本製薬会社が設立される.
1886年	6月	内務省が第1版日本薬局方を制定する.
1889年	3月	内務省が薬品営業並薬品取扱規則(薬律)を制定する.
1890年	6月	第一回薬剤師試験が東京・大阪で実施される.
1893年	6月	日本薬剤師会が創立される.
1894年	2月	大阪の武田,塩野義,田辺が日清戦争勃発で「軍用医薬品献納」の命を受ける.
	9月	高峰譲吉が消化酵素剤「タカジアスターゼ」を発見する.
1896年	12月	大阪製薬株式会社が創業する.
1898年	11月	新生民間企業「大日本製薬株式会社」が創立する.
1899年	1月	初の薬学博士4名誕生[長井長義,下山順一郎,丹羽敬三,田原良純].
1905年	5月	売薬税法が制定される.
1907年	4月	東京帝国大学薬学科に,薬品製造学講座が新設される.
	12月	新薬・新製剤取締に関する件が制定される.
◇大正時代(1912〜1925年)		
1914年	3月	売薬法が制定される.
	12月	内務省が第一次世界大戦勃発の影響により,臨時薬業調査会を設置する.
1915年	6月	内務省が染料医薬品製造奨励法を制定する.
1917年	3月	大阪薬学専門学校が認可される.東京薬学専門学校が認可される.
1922年	4月	健康保険法が公布される.
1925年	4月	内務省が薬剤師法を公布する.
◇昭和時代(1926〜1988年)		
1927年	1月	健康保険法が施行される.給付が始まる.
1938年	1月	厚生省が設置される.
	4月	国民健康保険法が公付される.
1941年	8月	厚生省,衛生局に薬務課を設置する.
	12月	太平洋戦争が勃発する.
1942年	2月	国民医療法が公布される.
1943年	3月	厚生省が薬剤師法を吸収して,戦時下の新薬事法を制定する.
1944年	1月	日本医薬品統制会社の設立が認可される.
1945年	8月	太平洋戦争が終結し,GHQ(連合国軍最高司令部)が設置される.
1946年	6月	麻薬取締規則が公布される.

1946年　8月	日本ペニシリン協会が設立される.
9月	日本医薬品工業協会が設立される.
1949年　7月	米国薬剤師協会使節団が来日する.
1950年10月	薬価基準制度が制定される.
1951年　3月	米国式に準拠した第六改正日本薬局方が公付される.
1952年　4月	医薬品配給統制が撤廃される.
1954年10月	日本薬史学会が創立される.
1956年　4月	わが国初の医薬分業が法律により実施される.
1960年　4月	小児麻痺の生ワクチン集団投与が始まる.
8月	新薬事法，新薬剤師法が公布される.
1961年　4月	国民皆保険制度が実施される.
1962年　5月	厚生省がサリドマイド製剤の製造販売中止を勧告する.
1968年　9月	政府が一連の有機水銀中毒事件を公害と認定する.
1970年　9月	厚生省がキノホルム製剤の販売中止と使用の見合わせを通達する.
1971年11月	全医療用医薬品の「副作用報告」が義務化される.
1972年　1月	厚生省が「医薬品の使用上の注意」の厳重実施を通知する.
1973年　1月	老人医療無料化が実施される（70歳以上）.
1976年　1月	「物質特許制度」が実施される.
1979年10月	大改正された薬事二法が公布される（新医薬品の安全性強化，医薬品副作用被害救済基金法が制定される）.
1980年　9月	新薬事法が施行される.
◇**平成時代（1989～2019年）**	
1989年　2月	厚生省薬務局長が医薬分業推進を指示する.
1990年12月	中央薬事審議会が漢方エキス製剤を再評価指定する.
1994年　7月	製造物責任法（PL法）が制定される.
1997年12月	介護保険法が公布される.
2006年　4月	薬学教育が新課程で始まる．6年制及び4年制の2本建でスタート.
2008年　4月	病院薬剤師の「薬剤管理指導」で患者の状態に応じた区分が設けられる.
2009年12月	第1回薬学共用試験（CBT）実施.
2011年　7月	日本一般用医薬品連合会が発足する.
2012年　3月	6年制卒業の薬剤師8,182人が誕生（合格率95.33％）.
2012年12月	山中伸弥京大教授・iPS細胞研究所長がノーベル生理学・医学賞を受賞.
2013年11月	薬事法が改正され「医薬品，医療機器等の品質，有効性及び安全性の確保等に関する法律」に改称〔施行：2015年11月25日〕.
2016年10月	医療機関敷地内に薬局を開設する「敷地内薬局」解禁.
2017年　4月	「臨床研究法」公布〔施行：2018.4.1〕.

外国の薬学史・医療史年表

◇紀元前（B.C.）	
1万～8000年頃	古代ペルーにおいて穿頭術が行われる.
3000年頃	ニップールにて植物性, 動物性, 鉱物性の薬について刻み込まれた粘土板が作られる.
3000～1500年頃	古代エジプトで医療が行われる.
2600年頃	古代バビロニアの薬学が始まる.
2350年頃	シュメール文明の医学, 薬学に蛇が取り入れられる.
2333年	朝鮮が建国される. ヨモギとニンニクの神話が伝承される.
2000年頃	古代中国の薬学―伝説の皇帝神農が薬草を調べたと言われる.
1237年	ギリシャ医神アスクレピオスが死亡する. ヒュゲイア（娘）の像は後世の薬学の紋章となる.
1200年頃	インドでアーリア人によるリグ・ヴェーダ（聖典）が成立する. 万能薬ソーマ汁が作られる.
1100～770年頃	中国周時代の典籍『書経』に薬の字が現れる.
1000年頃	インドでアタルヴァ・ヴェーダ（呪法讃歌）が成立する. アメリカ大陸へ移住したインディアンが医療のために儀式を行い, 砂絵を描く.
522年	ギリシャのデモケデスがアテネに医学校を設立する.
460～361年	ギリシャ医療を科学にした医師ヒポクラテスは, 四体液（血液, 粘液, 胆汁, 黒胆汁）説を唱える. この頃の医師は処方し調剤も行う調剤医師だった.
221年以前	中国の先秦時代の長沙馬王堆の墳墓で五十二病方（医書）が出土する.
◇紀元後（A.D.）～紀元19世紀	
50年頃	古代ヨーロッパ（ローマ）の万能秘薬テリアカがつくられる.
129～201年	小アジアの古典医学者, 調剤の実験家C.ガレノスが錠剤, 軟膏, 燻蒸薬, 硬膏などの製剤を創出する.
210年頃	中国古代医学書『傷寒論』, 薬物書『神農本草経』ができる.
350～375年	東トルキスタンのクチャで, バウアー写本が作成される.
651年	パリのランドリー司教が市民病院（オテル・ディユ）をつくる.
754年	バグダッド（イラク）に世界最初の薬局がつくられる.
10世紀	インドで『シッダヨガ（処方箋）』が発刊される.
1107～1110年	中国で『太平恵民和剤局方』（処方解説書）が出版される.
1240年	シチリア国王フリードリヒ2世が医薬分業と薬事監視の勅令を発布する.
1320年	スイスで薬学教育が始まる.
1498年	イタリアのフィレンツェで世界最初の薬局方が発刊される.
1505年	イギリスで王立外科医師会が設立する.
1526年	P.A.パラケルススが化学物質を初めて治療薬として用いる.
1593年	中国で李時珍が『本草綱目』を刊行する.
1618年	ロンドンで王立内科学会とアポセカリが協力して薬局方（初版）を出版する.

1628年	イギリスのW.ハーヴェイが血液循環を発見する.
1771年	スイスのバーゼルでスイス薬局方が発行される.
1803年	イタリア共和国で薬剤師と医師のための薬局方が出版される.
1811年	フランスで近代薬学教育が開始される.
1817年	『ポーランド王国薬局方』がワルシャワで出版される.
	ドイツの薬剤師F.W.A.ゼルチュルナーがモルヒネを単離する.
1818年	ドイツの薬剤師K.F.W.マイスナーが植物塩基を"アルカロイド"と命名する.
1883年	アメリカ薬剤師の編集によるアメリカ薬局方 (U.S.P.) が出版される.
◇20世紀	
1901年	第1回のノーベル賞がレントゲン (物理学賞)，フォン・ベーリング (医学生理学賞) らに授与される.
1911年	イギリスで国民保健法が実施され，医薬分業が始まる.
1914〜1918年	第一次世界大戦によってヨーロッパが戦場となる.
1939〜1945年	第二次世界大戦が7年間続く.
1941年	米国薬史学研究所がウィスコンシン大学薬学部に設置される.
1948年	WHO (World Health Organization：世界保健機関) が設立される.
1951年	WHOが国際薬局方を発行する.
1953年	インドのG.P.スリヴァスターヴァが『インドの薬学史』を発行する.
1984年	中国で『中国薬学史料』『李時珍研究文集』が出版される.
2016年	中南米でのジカ熱感染流行を受け，WHOが緊急事態を宣言.
2019年	WHO，中国からの報告を受け，COVID-19は新型コロナウイルス (SARS-CoV-2) が原因と認識.

（安士昌一郎）

●参考文献 ⋯⋯⋯⋯⋯⋯⋯⋯⋯⋯⋯⋯⋯⋯⋯⋯⋯⋯⋯⋯⋯⋯⋯⋯⋯⋯⋯⋯⋯⋯⋯⋯⋯⋯⋯
1) 日本薬史学会 (編). 薬学史事典. 薬事日報社, 2016.
2) 日本薬史学会 (編). 日本医薬品産業史. 薬事日報社, 1995.

索　引

▌事項索引

▌人物索引

薬学史入門

2022年11月22日　第1刷発行

編　　集　日本薬史学会

発　　行　株式会社薬事日報社
　　　　　〒101-8648　東京都千代田区神田和泉町1番地
　　　　　電話　03-3862-2141（代表）
　　　　　URL　https://www.yakuji.co.jp/

組版・印刷　永和印刷株式会社

©2022 The Japanese Society for the History of Pharmacy　ISBN978-4-8408-1595-6